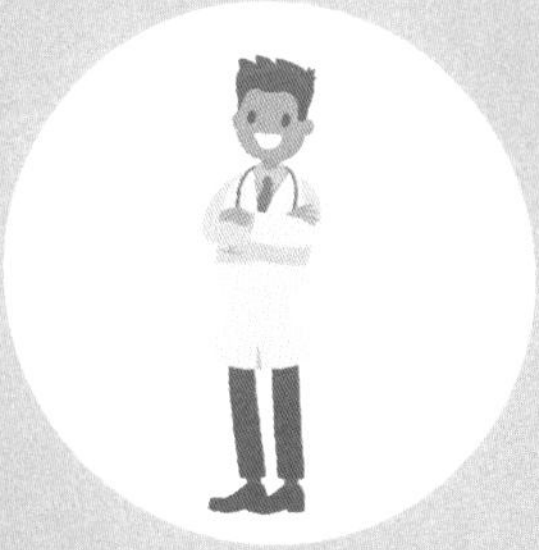

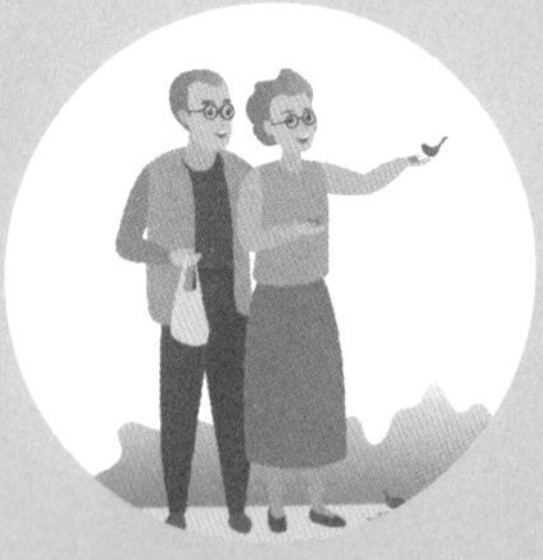

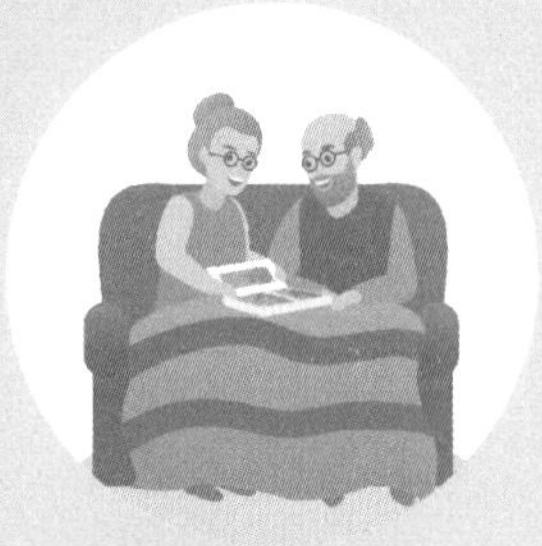

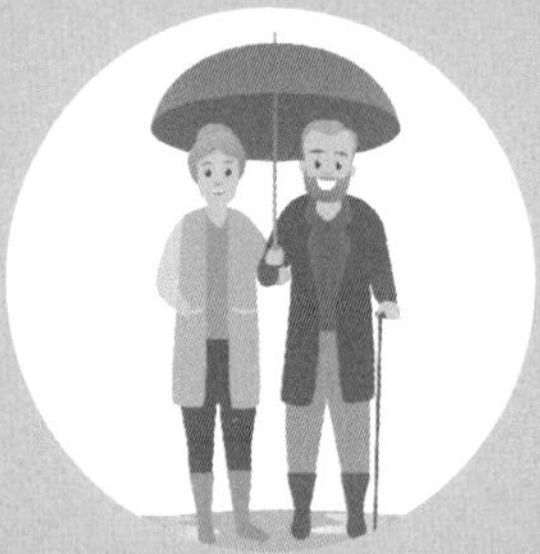

健康到最後

預防臥床，無憾善終的本事

胡廷岳／著

本書獻給　爸媽、老婆、小乖、可樂，
我愛你們喔！

目次

第二章　不願改變嗎？引導人「自願健康」三個步驟

第三章　你的「健康餘命」剩幾天？六大失能疾病的早期徵兆與預防對策

Part 2

臥床之後，好好離世

推薦序

預防臥床、健康長壽與圓滿落幕

楊智淵

在台灣，高達十分之一的人口（約二百二十萬位上班族）正面臨照顧失能家人的壓力。人類平均壽命一個半世紀來幾乎成長一倍，但生命雖然延長，健康的品質卻斷崖式滑落。都市的便利生活奪走我們維持健康的原始技能，我們的祖先必須親自覓食狩獵、生火烹調，鎮日勞作使身體強健而靈活。反觀現在，多數人早已不需勞動就能飽腹，動動手指就有外賣送來，三餐仰賴外食、外送與各種加工食品，令人長期缺乏足夠活動量與天然營養，漸漸失去與生俱來的體質本能、忽略對生活習慣的反思。更甚者，當一代人「未老」便先體弱多病，不得不讓下一代人幫忙照顧。如此反覆每一代人皆因循舊習，身體素質自將更差，代代相傳的骨牌效應，將陷入健康退化、臥床照顧的惡性循環，造成長照負擔不斷加重。

「但說服全家人多吃蔬菜、多運動，你做得到嗎？」二〇二四年四月我與廷岳結緣，每年環島公益演講的他，發現一般人無法健康的原因，起因於「做不到」現有的健康建議。**沒有人故意生病，但也沒有人真能達成整套健康行動**。他因而下定決心將專業預防醫學知識，轉化為具體可行的生活策略。本書核心目標定為「臨終之前，不要臥床；臥床之後，好好離世」，值得讀者們閱讀運用。包括：引導家人改變的步驟、失能風險檢查關鍵、各式比較表、善終決策地圖等。廷岳甚至也將多年演講直球面對提問的解決方案，完整分享給讀者。他年輕而堅毅樸實的使命感，令我敬佩！

但推動他的動力，除了「自身當過照顧者的經驗」，還有「一口氣臥床百萬人，沒有人是局外人」的末日預言。身為上有老、下有小的三明治世代，確實應重新審視一家人的生活方式，找回「人人自願維繫健康」的基本功，如：多使用辛香料而非完全粗茶淡飯；多加入自己喜歡的休閒運動社團，而非刻意運動到痠痛、隔天累到久坐不動。趁早重建理想中的生活習慣，不讓身心持續透支為前提，正如廷岳所說：預防臥床，勝於治療。

另一方面，觀諸大自然許多生物，在面對死亡時多能展現本能的體面與從容。人們常說「鷹死飛天，狗死離家」——臨終的飛鷹向天衝向最高，以尊嚴而獨立不屈的姿態離世；忠誠的老狗不願主人目睹自己的離世而悲傷，總會走到主人看不到的角落安詳離世。萬物在臨終前的本能，無不流露對生命終點的坦然；反觀萬物之靈的人類卻常常畏懼死亡，彷彿不去談論，安詳晚年自然就會到來。除了預防醫療，廷岳也在本書透過故事，提醒我們「不一定簽署放棄急救就沒事了；不一定告知至親自己的意願，就沒事了」等多項提早討論生死觀的作法與須知。免於家屬在生死抉擇間承受兩難折磨。

當今臺灣平均壽命已達八十一歲，不健康餘命卻也同時拉長。不健康的飲食和生活習慣已然導致慢性病年輕化，兒童時期即肥胖、三十歲就踏入亞健康行列的隱患。如果連自然界的生靈都能以有尊嚴的方式趨向生命終點，擁有高等智慧與情感的人類，更應發揮理性與人性，在現今最好配置的前提下，提早為自己與家人的最後一程做好準備，為一生畫下圓滿句點。

廷岳的新書正是對此一問題的回應，不談高深理論，號召我們回歸常識、用最合理、不用忍耐的方式重建生活健康，讓原本奢求的長壽願景，真正轉化為有品質的生命延長。本書出版的當下，代際間的健康赤字正在不斷擴大。閱讀本書，除了將理念即時付諸行動，更能傳揚健康一生、圓滿善終的信念，帶動周圍的家人朋友一起重視預防保健，健康到最後一刻。

（本文作者為健康化長壽發展協會理事長）

推薦序

看見這本書的重量，不讓「來不及」成為遺憾

朱修僑

前幾年，疫情讓人們對於生命無常與健康的可貴，有了多一層的反思。安寧與長照議題日益受到重視，身為一名呼吸治療師，我的工作場域橫跨醫院急診、病房、加護病房、呼吸照護病房，乃至深入社區與居家。若非身陷重症，或許民眾對於呼吸治療師這行業並不熟悉，而這恰恰是某種程度的「幸福」。

這個職業的背後，是無數重症民眾經歷著插管、氣切、長期肺部復健等艱辛歷程。這些故事的開端，往往都是些看似微不足道的「小事件」：一場感冒演變成肺炎重症；吃東西嗆到咳嗽，卻引發吸入性肺炎甚至導致腦損傷；走路稍顯不穩跌倒，卻又在骨折住院的過程裡，不小心肺炎感染與後續的失能臥床。這些微小的開始，我們平常可能不以為意，總要等到重大疾病打破了日常平衡，人們才驚覺原來還有許多生

命與健康的功課，欠缺自己去學習。

然而，你可能不知道：插管之後是有可能康復拔管的；**氣切的病人，透過適當的衛教與支持，仍然有機會說話、吃雞腿，甚至還能帶著呼吸器外出，重新體驗生活。**每當這些病人第一次帶著呼吸器出門，總會動容不已，並甚至回到醫院與病友們分享新生活。不過話說回來，如能選擇「好好再活一次」，當初是否還想選擇「絕對不要插管」呢？這一切的差異，常常源於我們對醫療決策是否理解，關鍵時刻是否還有機會「自願」做出選擇。

十年前，我爸媽兩人同時突發性地倒下。眼看著我的存款從「一桶金」逐漸歸零，在那段時間裡，我還是醫療人員，但身分轉換為家屬與照顧者之後，仍然感到徬徨無助。這讓我有了深刻的體悟：「如果你沒有遇過『簽署放棄急救的那個時候』，就不會知道，害怕做錯決定的自責愧疚，我們沒有人能扛得住。」因此，我才開始走進社區，盡早讓民眾認識「插管或不插管」的時刻，引導社區民眾預作準備。也正是這機緣巧合，讓我在社區認識了廷岳。我不僅向他請教如何與民眾互動、說服、溝通，更邀請他來協助各大呼吸治療師團隊進行衛教訓練工作，就像廷岳常常開玩笑說的：「醫療人員早該下凡人間。」

身為醫療體系中的一員，我們深知現實中醫療人力與醫療資源的有限性。單獨一位醫療人員的衛教力量確實有限，但如果號召全台灣子女、未來潛在照顧者們，統統把自己的父母給照顧好，我相信這份預防醫療力量即將無遠弗屆。

從陪著廷岳出書、發想遊戲化教育體驗，甚至讀劇等醫療情境溝通技術。確實廷岳以人為本的心態，是我們醫療人員必須向他看齊的，也確實傳統衛教方式必須徹底改變。

當廷岳跟我分享他的新書時，我感到十分驚豔。這正是一本填補了許多「來不及」之前空白的關鍵書籍。這不是一本衛教書，它更像人生指南，一張關於如何「好好活著」與「好好離開」的生命教育流程圖。生命中有些挑戰不可避免，我們當然也知道必須提前預備。但怎麼應對？如何與家人溝通？怎麼在有限資源下，利用具體的方法來應對？若在我面對那場突如其來的變故之前，就能讀到這本書，我相信一定能讓我更從容地面對人生即將發生的各種歷程。

人生即使走到了重症階段，生命仍有其韌性，也都緊緊纏繞著個人與家庭的思緒。我誠摯推薦這本書給所有希望掌握生命品質，並願意為心愛的家人「分憂解勞」的生命力優先世代。透過本書，我們將學習如何以更有力量、更少遺憾的方式走過生命的旅程。不一定每個人的人生都要積極向上，但至少，我們還能為自己與至親，打造一個不迴避、更為從容的未來。

（本文作者為台北市呼吸治療師公會理事）

作者序　健康到最後一刻

——人生的終極規劃

「媽，這筆錢原本是存下來要照顧你的，但現在完全用不到了。謝謝你！」

無論工作表現再出色、學業成績多優秀，只要一通急診室打來的電話，為了照顧倒下的家人，你我的職涯發展都得暫時放下。根據統計，台灣高達十分之一的人口，約二百二十萬位上班族，正在面臨「照顧失能家人」的壓力。

但照顧臥床家人，然後自己又再臥床被家人照顧，難道就是我們無可避免的宿命與晚年寫照嗎？

不一定。

只是每當我在台上向聽眾提問：「有什麼好方法，可以預防臥床？」所有人的答案千篇一律都是：「多運動、多吃蔬菜、控制慢性病、飯少吃一半……」答案都是對的。但是，正為工作疲於奔命的你，這些健康的老生常談你做得到嗎？連我也做不到。

照這樣看來，當家人講不聽時、已經確診慢性病時，我們又該怎麼辦？

跟家人爭辯，強迫對方聽你的？或放著不管，等到臥床生病再說了對不對？

我懂，原本我也像你一樣放棄、吵架、責備，而如今我卻「成功避免」了這些臥床照顧惡夢。

我是減藥藥師胡廷岳，畫面切換到現在，我爸媽竟能從「不願意健康」開始，變得「自願」調整飲食習慣、自己去報名運動課程、還能天天量血壓、測血糖、自己預約回診、月月報平安……我到底怎麼辦到的？

這些年來，我還把「引導家人與病人改變」的經驗，陸續在各大醫學中心、國家衛生研究院、各大醫學中心傳授與研發教案，也正在醫學大學、社區，教育更多醫療人員或家庭照顧者這些技術……環島公益演講七年來，一有機會我就四處宣導、出書呼籲，**該如何預防臥床，或更加具體地縮短臥床時間。**

七年前到底發生了什麼事？

一切要從一台「洗衣機」開始說起。

我老家那台洗衣機，終於要換新的了，而且我很堅持要用我兼「三份差」存下來的錢，汰舊換新。

還記得付錢的時候，我忍不住回頭、開心地跟媽媽說：「媽，這筆錢原本是存下來要照顧你的，但現在完全用不到了。」「謝謝你！」

我真的無法想像，身為獨生子女的我，家裡也沒什麼財產可以繼承，若還要長期照顧臥床家人將會是什麼模樣。而我，竟還有機會「逃過」雙親臥床照顧。

大部分的人遇到臥床問題，應該都會與我一樣力不從心：爸爸罹癌後緊接著臥床，媽媽負責照顧後也忙到差點倒下。理論上保障家人健康、負責預防家人失能這件事情，理應是交給兒女、甚至是考上藥師的我來對吧？喂，考上國考藥師這時根本一點用都沒有。

你以為藥師兒子講的話，爸媽就會願意聽嗎？

二〇一八年，我早已成為專業的醫院藥師。有天下班回家，我擺出醫療人員的架子，數落在工地上班的爸爸：「欸爸，抽菸、喝酒又吃檳榔，看到了嗎？得癌症機率是別人的一百二十三倍啦！」我把最專業的研究文獻印出來、丟在客廳桌上。

過幾天發現，爸爸看都沒看，我乾脆就把所有的文獻剪一剪、用無痕膠帶貼一貼、貼滿整間公寓，甚至我爸坐上馬桶、關上門時，也能在廁所門後清楚看見：是的，菸酒檳榔是真的會得癌症！

「囉嗦啊，吵什麼？你到底又在吵什麼？」我爸看到後很生氣地兇我。

兇就兇啊，罵回去還不簡單？還記得那天，我們吵到差點斷絕父子關係。

結果又過了兩天，我爸就因為喉嚨吞嚥卡卡的，被診斷出下咽癌二期，發現時腫瘤大到幾乎要阻斷他的呼吸道。

「再這樣下去，你就不能呼吸了，情況很危急。」醫師很嚴肅地表示。

「時間上可能來不及讓你們考慮了，如果選擇手術，可能要把『整個聲帶』拿掉，手術後下半輩子，必須透過特殊訓練才能發音或說話。」

「又或者，你們可以選擇用藥，但這部位使用『標靶藥』的效果一直都不是很好，所以……」

其實那天，醫師講了什麼，我全都聽不進去。「割除聲帶？」「化療？」「全口拔牙？」陪爸爸回診的我，那時滿腦子只有：**你活該吧？**這四十年來你吃掉的菸酒檳榔，我們都可以付一間房子的頭期款了，這都是你自找的吧？

正當我以為一切惡夢都結束了，因為爸爸化療、臥病在床之後，菸酒檳榔馬上就戒掉了，很好！沒想到另一個惡夢才剛要開始。

爸爸臥床之後，媽媽瞬間變成了「家庭照顧者」，身為清潔阿姨的媽媽，早上要輪流打掃別人家，晚上還要住在醫院照顧爸爸。

在醫院睡不好是很正常的，有當過照顧者你就知道了，每隔一段時間，護理師都會過來查房。病人醒著的時候，陪病者要忙著照顧；病人睡著的時候，陪病者還要忙其他「病人睡著之後才能做的事情」，例如：採買日常用品、記帳、盥洗、冷靜下來吃一頓飯……

就這樣日復一日，某天，媽媽也忙到快倒下了。

欸等等，爸爸生病後，是媽媽在照顧？

但換媽媽也生病之後，下一個輪到誰來照顧？

只剩我了吧。

想當然，沒有人問過我的意願，也沒人會在意「年輕人，你長大後有什麼夢想？」、「你這輩子有考慮結婚買房子嗎？」事情發生當下，我才二十五歲，我甚至連把自己藥師工作交接一下的時間也沒有。雙親同時臥床的重擔，就這樣重重地壓在我身上。

當家人臥床時，你不可以有夢想，也沒有人允許你問為什麼。

爸爸倒下的那幾年，我們家直接燒掉三百多萬。這絕對是筆龐大數目。家人失能之後，就要有人辭職照顧、就要有人拿出自己的積蓄、捨棄留學基金或結婚基金，「無條件地」支付醫療支出；或者，也要有人加班或兼差賺更多錢，這樣生病的人才能繼續治病、繼續燒錢。

究竟臥床家庭「輪到誰來照顧」？答案我不清楚。但照顧過的我知道，家庭照顧就像玩「大風吹遊戲」，每一回合總要有個人站出來挺著，有人躺平了，那就換下一個人。不然還能怎麼辦？把媽媽的慢性病控制好？

於是我轉頭看向媽媽：「媽，你把血糖控制好，好不好？」是的，課本上都說預防勝於治療，親眼看著一切發生的媽媽，應該會「比較聽話」了吧?!

「不要，太累了！」她生氣地說：「我聽得很煩，你趕快回台北啦！」

欸不是，這也太奇怪了。我就是擔心媽媽也接著臥床，才換了個更加彈性的藥師工作，同時兼差新聞稿寫手、影片剪輯師，甚至還被公司加薪升遷為「行銷企劃經理」。但我一點都不快樂，因為每一筆收入都是為了負擔家計，都是為了擔心還有下一個家人臥床、要花錢。況且我哪裡還有「第二個」三百萬？

結果，我媽並不願意預防自己的健康惡化。哪怕努力一點點也好，她的態度根本連一點點的衛教資訊都不想接受。菸抽完了就買、便當吃不飽就再加一球白飯、醫師講的話都不想聽。

難道外公口腔癌挖去半張臉、樓上鄰居糖尿病截肢這些血淋淋的例子，他們真的都不在意……嗎？

「媽，你跟我說說看，你目前遇到的困難好不好？」

如果媽媽不是故意害自己生病，一定有她不聽勸的理由。我靈機一動，換一種說法，轉頭問問正在收拾碗盤的媽媽。

「我不是說過很多次了嗎？」她一邊收拾，一邊不耐煩地回答：「我每天都要去打掃，中午休息時間只有一小時，我要騎車、買便當、吃便當，中間還要小睡十五分鐘。」「我有記得吃飯，就已經很了不起了，怎麼還有可能『白飯少吃一半？雞腿去皮？』」

「沒吃飯，下午工作就很容易肚子餓。你們這些坐辦公室的，都不會理解啦！」語畢，媽媽拿穩了手上的碗盤，頭也不回地走進廚房。

這下我完全理解了！

我激動地跑向她：「**那媽，我陪你！我們一起找一個讓你繼續正常吃便當又吃飽，然後糖尿病也可以控制得很好的方法，好不好？**」我站在廚房門口吶喊。

「你不太會用 Google 地圖，我幫你在中午兩個打掃的地點之間，找了幾家減糖便當店、健康餐盒，你一樣都吃得飽喔，還有你很喜歡的牛肉喔！」

我秀出手機畫面：「媽，你幫我看一下菜色，把喜歡的餐廳留下來，不喜歡的就統統幫我刪掉。好不好？」

「……好，這幾家，可以試試看。」

竟然成功了。

二〇一八年至今，爸爸已從癌症治療中康復，回歸原本的生活。而媽媽的糖尿病也一直控制得很好，到現在，醫師連一顆血糖藥都沒有開給她吃過。

我才終於明白，辛苦工作的家人們，其實不奢求吃得多好，吃飽只是為了有體力好好工作。為了養這個家，這才是她控制不好糖尿病的理由；這才是他必須吃檳榔的藉口。**沒有家人會故意讓自己生病！那我們就交給他們「自願去做的健康建議」**。

同樣的方法，我也應用在「不愛喝水又剛好賣水果的糖尿病病人」（請參考下一章案例）、「膝蓋痛不想運動的肌少症奶奶」、「愛吃三層肉愛沾醬又高膽固醇的客家阿嬤」、「對麵粉過敏的擀麵皮老闆」等等，而他們竟也都找到自己喜歡又心甘情願「維持」的健康習慣，進而從慢性病中康復。

他們都成功「減藥」了。

我在前一本書《吃藥之後，然後呢》提到，世界衛生組織統計，全世界有八二%的疾病，可以透過「生活習慣調整」預防，也就是說，我們幾乎可以避免失能照顧。但是，我們忙碌的醫療體系、死板的衛教系統，除了告訴我們：多吃菜、多喝水、多運動、飯少吃一點。然後？就沒有然後了。

從來沒有人教我們：「如何在短短的午休時間均衡飲食？」「繁忙的加班生活，

下班後還能怎麼稍稍運動？」「小夜班下班已經晚上十點了，該如何選擇不會對身體有負擔的消夜？」「壓力太大時，可以怎麼放鬆？」等等，沒有人想到要教、也沒有人有時間教。如此一來，「需要犧牲健康工作來養家」、「肩負全家經濟支柱」的人，就很有可能像我爸媽一樣，遇到生活或健康，只能二選一的兩難。

「醫師要我多運動、多吃蔬菜？現在的我還沒有辦法啊！」這些人只能犧牲健康，然後慢性病惡化、臥床、接受家庭照顧……就這樣成為了我們晚年的光景。

你有聽過「高齡故意犯罪」這個現象嗎？全球最先示範「全國老化」的日本，目前正面臨這個大問題。

日本有一群長輩因為過於貧窮或衰弱到無法照顧自己，只好故意犯法（例如偷竊）進監獄，這樣至少還有「免費醫療」、「免費食宿」，監獄裡甚至還有人可以幫忙「換成人尿布」。像這樣「高齡故意犯罪」的現象甚至還逐漸增加。

而台灣也不惶多讓。隨著臥床照顧、離職照顧、照護殺人（長照悲歌）的新聞越來越多，**很快地，二〇二五年，台灣已經成為「世界老化最快的國家」**。這就表示，接下來迎接我們的，就只會是「世界第一老」、「有史以來最老」或其他更多白髮蒼蒼的頭銜。

不是我要嚇你，我演講時常常半開玩笑說，**等到全台將近一半的人都是六十五歲以上的白髮老人，請問捷運和公車上的博愛座到底「誰要讓位」？大家一起拿身分證出來比誰最老嗎？**（苦笑）同樣的，等到全台將近一半的人都是高齡長者，請問家庭裡、機構裡、醫院裡，是「誰要負責照顧」？由慢性病最少的人負責嗎？

老其實不是壞事，壞的是因為我們可能又老又病；壞的是家裡只要有一個人臥床，社會上就有另一個人失去行動力。

錢存多少才夠用？安樂死合法化有幫助嗎？沒有辦法避免嗎？

如果我們都想要「健康到最後一刻」，其實只需解決兩件事：「臨終之前，不要臥床」、「臥床之後，好好離世」。

這本書就是要解決這兩件事。

這本書將教會你「如何找到家人容易執行的健康建議」，並從台灣人常見的行為模式拆解（詳見第一章）。另外，也會從「放棄急救為什麼常常失敗、安樂死為什麼不適合臥床患者、如何引導家人聊後事與遺囑」的角度，給出系統性的具體建議（詳見第五章）。

對我來說，健康行為做得到、預防失能疾病，就可以順便達成減少吃藥的目標。好好善終、放棄無效維生醫療，也是一種減少吃藥。這就是減藥藥師在做的事。

非常謝謝圓神出版社的邀請，讓我將環島演講時曾遇過的實際經驗、教育訓練時曾解決過的大量案例，都能一一放進這本書裡。又老又病、又需要人照顧的未來，聽起來慘不忍睹？但**相較於「生死」，「病痛」至少是我們最能掌握的人生階段。**

每當我想起那段家庭照顧經驗，至今仍讓我餘悸猶存。同時間，目前還有另外二百二十萬人，也正瀕臨辭職照顧的困境。所以，我向老天爺許願，如果爸爸能平安康復，又能保佑我們一家人持續健健康康，我願意盡我所能環島公益演講（自二〇二〇年十二月）、線上公益演講（自二〇二三年五月），講到我做不下去為止。

環島走到現在，我看見很多人夢想帶領家人一起變健康，想好好完成家人的善終心願，但耐心卻在過程中被消磨殆盡；也有人認真想把身體照顧好、不要拖累家人，但卻心有餘而力不足，只能在社群平台留言：希望政府早一點合法安樂死。

如果，我是說如果。我們可以很有把握地「在臨終前，好好預防失能」、「在臥床後，放棄無效治療好好走」，那麼，又怎麼會需要安樂死？又怎麼會有拖累家人的擔憂呢？就讓這本書陪伴你「引導全家人改變不健康行為」，以及「讓家人心甘情願地陪你聊善終」吧。

很期待未來某一天，你將成為家人之中第一個願意說出口、願意具體行動的人。你不僅能把健康變得簡單，又或者循循善誘家人變得更健康。甚至，你的行動還能讓身邊的親朋好友開始思考：欸，原來健康也可以這樣開始。

「不要把存款花在醫藥費上的感覺真的很好！」以後的你也可以這樣炫耀。故事開始。

PART 1

臨終之前，不要臥床

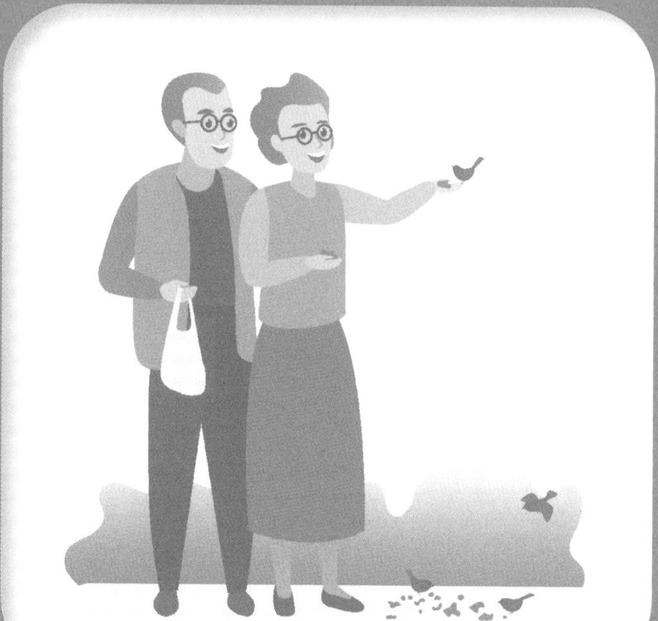

第一章

「自律」反而容易失敗？維持行動的關鍵是「自願」

從本章開始，我們會用四個章節聊聊「臨終之前，怎麼成功做到不臥床」。我們通常能怎麼開始呢？盡快養成健康習慣是吧？不好意思你也掉進了陷阱題，我說個故事給你聽。

●●●● 令人自願改變壞習慣的訣竅

有一次演講，我邀請台下的學員們分組，比賽「哪一組列舉出來的健康方法最多」。果不其然，每一組想到的答案不外乎就是「多喝水、多吃菜、多運動、多曬太陽、多微笑」或「少吃零食、不要久坐、小心跌倒」等等建議。

「都一樣啊！」「我們根本沒機會發揮創意。」

對阿！健康的方法，不但千篇一律，還老生常談。

那問題來了：明明道理我都懂，為什麼我就是不想做？是「意志力」不夠嗎？是不夠自律嗎？是「目標」不夠明確嗎？還是我基因天注定、天生就很容易生病？

答案很可能出乎你的意料。我簡單舉個例子：

自願更符合人性

今天的你，心情很好地走在美國紐約街頭。這時，突然有陣風一吹，一張美金一百元鈔票飛了過來，啪一聲，輕輕地落在了你的腳踝旁。如果你很確定當下沒有人發現，你會不會很開心地把鈔票撿起來，確認是真鈔還是假鈔後，馬上放進口袋裡呢？

我的答案是「一定會」。

但另一個例子是：今天的你，一樣是走在紐約街頭。這時，突然你的腳踢到了一把手槍，你會不會很開心地把槍撿起來，在確認是真槍還是假槍後，放進口袋裡呢？

應該不會了吧？逃跑都來不及了！

是的。鈔票，我會主動撿；槍，我不會主動撿。這就是人性。

雖然有人的答案可能會與我不同：看到鈔票，擔心被別人誤會不敢撿；看到槍，

「撿一下好了，好好玩喔」。

但大部分的情況下，符合人性的事情，大家都會自願去做，例如：餓了就會吃、累了就想睡、大樂透加碼就想買。說服起來一點都不費力，幾乎不需要有人引導。

反過來說，不符合人性的事情，能自願做的人並不多，這時候就會需要有人說服。例如：你哪天突然神神祕祕的，主動要求我說，未來如果我走在路上看到槍，一定要「幫忙你撿起槍、放進口袋、帶回家」。哇，這時候你鐵定就要花很多時間說服我，證明你是不是國安局的祕密探員、我該如何避免風險之類的等等。

比起「我自願去做」的事情，遇到「我不願去做」的事情，你就必須「耗盡心力」來說服我了。為什麼我們「很難說服自己或家人動起來」？因為我們總是要求生病的人，照著規定做一些很不合常理的事情，或大家都做不到的事情。例如：下班後去健身房。

是的，少數人可能可以達成，少數人。

尤其你是被老公老婆強迫去健身的人，我相信總有一天，你一定會耗盡「意志力」，然後在最想放鬆的那天、開會被老闆罵的那天、下大雷雨的那天，放棄掙扎……搞不好還會躲在健身房樓下的便利商店喝著悶酒（或其他飲料）。

但如果你換另一種切入角度呢？如果這個人很喜歡社交舞，你就推薦管道、協助他報名社交舞？如果我喜歡防身術，你就推薦我去哪裡練習防身術？誰誰誰喜歡打網球、打排球、踢毽子，你就依照他的個性、順著他的期待推薦給予建議？

是啊，這樣一來大家就會心甘情願地，「不小心運動到了」對吧？

明明我知道這會累、這會流汗、這是運動，但我卻心甘情願地拿起毛巾、出門運動、一直續約！這就是「自願」帶來的力量。

不只適用於「說服運動」而已，飲食習慣也是，所有的健康習慣都是。

如果健身房開在我家樓下，我去運動的機率自然就會提高；

如果桌上的水果總是洗好切好，家人吃水果的機率自然就會提高。

與其「花大把時間，說服一個人改變（例如把槍放進口袋）」，不如「找一個令人自願改變的理由，你根本不用說話，他自然就會照著走（例如把鈔票放進口袋）」。

「我是自願的」，你根本不用說服；「我不是自願的」，你一定超難說服。

因為這就是「人性」。

環島演講多年以後，我才有了像這樣接地氣的領悟：**人只會為了「感覺好」，而不會單純為了「做正確的事」而行動**。科學數據、理性談判、情緒勒索，還不如直接去找找對方到底喜歡什麼。

這下子，你總算知道為什麼醫師講的很有道理，卻不一定能說服你？而你有憑有據也不一定有辦法說服你的家人了吧！

說真的，因為學校考試制度的關係，我們常常誤以為「只要夠努力」，總有一天可以勤能補拙、自律一定能克服難關。其實不用啦，換一間近一點的健身房、換一種更吸引你的運動課程，換一個方法就好了。這不是開心之餘，又可以改變自己或改變別人嗎？

符合人性，「找到令人『自願』改變的建議」，這就是讓人改變的訣竅。

講到這裡，我想你已經有點懂了，我們再舉一個例子：

自願更值得犧牲

小時候老師總要我們背英文單字，那時候每週都要背一百個單字，老師還會隨時抽考。哇，連續幾週都這樣過，全班都考得很痛苦。而且老師還常常說：「吃得苦中苦，方為人上人啊！」「苦盡才會甘來啊！」

但現在二十年過去了，我當初背了哪些單字全都忘光光。相反的，二十年前，我代表學校參加「縣市盃合唱團」比賽，我們全團的小朋友在同樣旋律前提下，竟然主動選了英文歌詞（因為我們都覺得這樣比較帥，投票一致通過！）回家還很認真努力地背單字。二十年後，歌詞裡每個字的意思我都記得，甚至還記得旋律怎麼唱呢。

你說，背單字很痛苦嗎？好像又沒有那麼痛苦了。背單字很容易忘記嗎？好像也沒那麼容易忘。

因此，回到我們原本的問題：世界上所有不健康的人、無法達成健康行為的人，問題究竟是出在哪裡？是「意志力」不夠嗎？是目標不夠明確嗎？還是我基因天注定？或者我就是比較笨，記不住英文單字？

都不是。問題一樣是出自於：學校老師要求我背單字，我就背，這是「自律」；我努力想要唱好這首歌，還要幫學校爭取最高榮譽與名次，為了達成這個目標，我會順便背單字，這是「自願」。

對我來說，**「自律」就是認真地寫完作業，就算明明你不想做，但你很乖，因**

為是老師說的、醫生講的，所以你下次還是會準時交差。例如：無意識地背英文單字、餐餐擔心血糖高不敢吃飯、擔心體檢報告太難看，所以才去走路散步。但什麼是自願？**「自願」是，就算沒有人發現，還是願意犧牲一部分的時間、體力，甚至就算短期之內不會看到任何好處，我還是要做。**例如：為了合唱比賽，所以認真背英文單字；為了下一餐可以吃冰淇淋，所以這餐不要吃飯；為了陪家人去沖繩玩，所以每天都去公園快走訓練腳力。

一樣是背單字、控制飲食、快走散步，有些人執行起來是自由快樂的，有些人則不是。很明顯的，這兩者的差異在哪裡？自願的人，自由又快樂，當然也撐得久。

自律就像「指腹為婚」，是別人逼著你答應的，少數人才能真正得到幸福；

自願就像「遇到真愛」，哇真的，就算犧牲一切，我也願意背著爸媽談戀愛。

自律與自願哪一個比較吸引人，應該很明顯了吧？也明顯跟「意志力多寡」、「目標是否明確」、「自律與否」一點關係也沒有。每個人一定都想讓自己更好、更快樂、更健康，只是「自願的人，很樂意地犧牲心力與時間」，「自律的人，只是忍耐著不說」罷了。

誰把跑步機放在山頂上？

講到這邊，你應該多少也能感覺到：為什麼身邊很多女生朋友，當她拍婚紗的日期訂好了，就會認真執行減肥？為什麼很多不願意照顧自己的病人，忽然遇到家人生病臥床，馬上就願意回診拿降血壓藥了。這都是因為有個「符合人性」、「值得犧牲」的因素出現了，這才讓他們「自願」改變。而不是單純依靠那些科學數據、說話技巧、談判話術，就能讓人多運動、減重、控制血壓。

很多時候，我們常常會陷入思考盲點，說什麼「運動其實不會累啊」、「運動對身體很好啊」、「我都是為了健康所以才運動」這些連自己都不太相信的心靈雞湯。如果是我，我反而會老老實實地承認：對，運動很累、流很多汗、很痠痛。只是我今天正好找到了我很喜歡的運動方法——看著YouTube影片居家健身，整個人穿襯衫都變好看了。「我現在反而擔心不維持運動之後，身體長出贅肉啊！」

我忽然覺得，很多人誤會了「苦盡甘來」的意思。確實苦盡有可能甘來，但人生有趣的地方也在於，不一定要苦盡才能甘來，人生也可能苦了又苦，也有可能甘了又甘。

生活不一定要過得很辛苦，不一定都要什麼少油少鹽飲食清淡、下班累死了還要自己煮、運動到膝蓋都歪了……才能變得健康。我們還有更好的方法！有時候飲食裡加點洋蔥絲瓜蛤蜊、外食多一份燙青菜或滷豆腐、上網找找保養膝蓋的運動方法……也是種種健康行為（詳見後面章節）。

看到這裡，如果你還在想著：「從明天起我要靠意志力改變！不經一番寒徹骨，焉得梅花撲鼻香！」好吧，那你快點把跑步機放在山頂上，這樣你應該就可以讓自己更苦一點了吧？

做不到對吧？所以，結論一定不是「最辛苦的人最健康」啊！

我們正在談的健康，不像是短跑，反而是一場五十年以上的馬拉松——不是比誰最努力，而是在比「誰可以撐到最後」。

確實，時常運動、調整食物與水份，可以促進血液循環、改善體質，多做一點，確實可以更靠近健康一點。但「做得到」絕對比「吃得苦」還要來得更重要。與其今天跑到力竭、明天好累、後天放棄，你不覺得天天輕輕鬆鬆跑個二十分鐘超慢跑、左右手各舉二十下啞鈴，然後持續了二十年，這樣還比較厲害嗎？

是的，既然健康是場「一定要跑完」的馬拉松，**早一點找到「令人自願健康的習慣」、「做得到的健康建議」，只要一找到，就能用上一輩子**。光憑這點聽起來就很划算呢。開開心心的健康歷程，二十年、三十年一下子就被我們撐過去了對吧？

但「令人自願健康的習慣」找起來確實是需要一點「技術」的[1]。第二章，我將會帶領你幫助自己或全家人，迅速找到類似的「令人自願健康」的建議。

也許看到這裡，你心裡可能會浮現小小的惋惜：「哇，如果能早點知道這些該有多好。」老實說，我完全能理解。我也是在我阿嬤過世、父親生病之後，才因緣際會體悟這些道理。人的一輩子其實有很多「千金難買早知道」的事，只是根本就沒有人會主動教你。

還記得我們從小用功學習ＸＹＺ四則運算、摩擦力，然後念高中還要學微積分。畢竟聯考、學測、指考都會考，我早已對那些概念滾瓜爛熟，卻不曾在人生中使用過。而明明更重要的「怎麼照顧好自己」、「怎麼安排善終」，卻從來沒人好好教我。所以不是我們領悟太晚，也不是我們不夠努力，只是現在，正是我們用心準備的時候。

我常常這樣比喻：以前我們開火，可能只知道打蛋切蔥煮蛋花湯，但現在多學了一點，這樣以後面對廚房裡同樣的食材，就能搭配出更多變化。就像這本書即將帶給你的健康技術一樣，你原本就很棒了，只是又多學會了延伸創意的方法，未來可以選擇的路，自然就更寬廣了。

再次謝謝你打開這本書。下一章，我會帶你一步一步練習，怎麼用具體的方法，在短短幾分鐘內，找到那個「令人自願健康」的切入點。

注①：引導家人改變的技術，本書會詳盡說明，如果你想親耳聽我講一遍，也可以掃描以下QRcode（減藥藥師線上直播）。

第二章

不願改變嗎？
引導人「自願健康」
三個步驟

以下這個實際案例，請幫我看看這位賣水果大哥「做錯了什麼」？

新竹竹東有一位六十幾歲的大哥病患，他平常的工作就是在傳統市場賣水果。水果攤販通常都有一個特色，那就是，賣不完的水果都會帶回家自己吃。不僅如此，吃不完的，還要每天請太太打成果汁當早餐喝，難怪他的血糖九年多來總是控制得很不理想，「高血糖問題」嚴重到腎功能只剩下一般人的一半。

但現實問題一定不只這樣而已。

畢竟傳統市場沒有飲水機嘛，不愛喝水的他，總是忙到汗流浹背，渴了就去便利商店買五罐「含糖飲料」喝。平常每天還要帶著「脊椎受傷的老婆」出門工作，回家累都累死了，根本就不會想運動，家裡當然也沒人可以幫忙煮飯，餐餐只能買外食。

這些年來，身邊當然也有很多好心人幫他出主意：

「唉呦，賣剩的水果可以送朋友啊，不一定要自己吃掉。」

「唉，賣剩的都醜醜的，送別人多不好意思！」

「要不然你趕快退休，享清福？」

「那還沒畢業的兒子女兒，誰養？」

「那還是要換工作？」

「國小學歷而已，沒有人要我啦！」

「但你這樣手麻腳麻、腎功能都要壞掉了，血糖那麼高很不好啦！老婆還要你照顧……」

「不跟你聊了啦，我早上批貨太早起，我要去睡一下午覺了。再見掰掰！」

哈哈哈哈，果然大家都說服失敗了呢。

如果是你，你會怎麼照顧這位大哥的血糖？你明知道，這位大哥再這樣下去，洗腎是遲早的；周邊神經病變或截肢，是很有可能發生的；甚至連眼睛也會漸漸模糊看不清楚。對，這些全部都是「長期高血糖」所造成的身體病變。

但你能要他多運動嗎？不行。你能讓他自己煮嗎？不行。那多喝開水呢？也不行。不然多吃一些藥好了？抱歉，也沒辦法了！醫師開給他的血糖藥，全部都已經加到「最高劑量」……

他明明都有乖乖回診、吃藥啊。

固執病人行為改變的故事

聽起來無解了對不對？畢竟全台醫師平均看診時間只有四分二十秒，就連醫院藥師的發藥時間也被「嚴肅提醒」，絕不可以發超過一分鐘（我就不說是哪間醫院了）。哇，怎麼辦？嗶嗶嗶，思考時間結束，下一位！還有其他病人在等著看診呢！

「此人無法改變，把洗腎當作是他的宿命吧。誰叫他講不聽？說沒兩句就亂發脾氣。」醫師按下燈號，請病人離開診間。

等等，就這樣「下一位」，這樣好嗎？如果這位大哥，是你爸呢？

如果你有一位遠在老家的爸爸，他辛苦工作，罹患糖尿病，但是他也有乖乖看病拿藥。是啊，他明明也有好好回診，只是需要賣水果賺錢，拿錢回家繳交兒女的學雜費啊！

但對於那間醫院的醫療人員來說，爸爸就只是「今天眾多病人中的其中一位」。

「不聽話的病人」又不是只有他一個。他不願意戒飲料、他不願意多運動，他不願意聽話，就只能當作是他沒緣份。這樣一來，會不會爸爸這麼顧家、這麼犧牲自己、乖乖回診看病又吃藥，卻會在不遠的將來，一樣要面對「一定會洗腎」的結果？

當然會。**每種藥都只能降低「固定比例」的慢性病風險，一種藥降低一次風險，等到藥全部吃滿、達到上限劑量，剩下的風險就只能仰仗「生活習慣改變」了**。但你說他的生活習慣到底做錯了什麼？我又覺得「沒有」。他就只是一個平凡到不能再平凡的爸爸而已：賣水果、養家、老婆受傷、不愛喝水。哪天他真的洗腎了，我一定會很難過。

那天，我接到一通電話。

「廷岳藥師，你幫我說服看看我爸好不好？」林爸爸的女兒打電話來向我求救。

「要講什麼？到底還能講什麼？還不是叫我吃藥？我藥都已經吃了啊，到底還要跟我講什麼？」電話那頭的林爸爸聽起來非常不耐煩。

「嗯，要講啥趕緊講！」（台語）

「啊，沒有啦！」我輕輕緩緩地回答。

「我剛剛說，你女兒很孝順，特別找我來跟你聊天。我只是想問問你，我也不喜歡喝水啊，那我們一起找個能繼續喝飲料，然後糖尿病又可以控制得很好的方法，好不好？」

林爸爸愣了一下說：「嗯？你說說看。」

「但我不是你啊，我不知道你喜歡喝什麼飲料。」我接著說：「所以啊，我找來一百種不一樣的飲料，你慢慢挑，等一下你聽到喜歡的，就把它留下來，不喜歡的我們就直接刪掉好不好？」

「好。」

聊到後來，林大哥幾乎變了一個人。他不但靜下來聽我講話，平常這時間趕著去「睡午覺」的他，也聽到捨不得掛我電話。「沒關係，無糖豆漿、無糖紅茶、花果乾茶，這些如果我們都不喜歡，就改用陳皮、枸杞泡水好不好？」我認真繼續問，這大概是第八種飲料提案了。

「你說，陳皮……還有什麼枸……」十分鐘前還在不耐煩飆罵的大哥，十分鐘後竟然拿出紙筆、記下我的建議。

「枸杞！」女兒搶著回答，然後幫不太識字的爸爸寫下來。

「哈哈哈，沒錯，中藥行都有賣，而且枸杞可以顧眼睛，喜歡的話可以泡來喝。」

「啊哈，我知道了啦，反正就是找無糖的來喝就對了嘛？」

「對對對，被你發現了，這就是訣竅。」

「那我隔壁攤位啊有賣那個『酸梅乾』，我可以買到沒有糖的半加工品，就是一般的酸梅曬乾而已，我用這個來泡水好不好？」

「當然好啊，你只要幫我確保，『酸梅乾』外面沒有撒糖粉。」

「可以啊，我一定買得到。」林爸爸保證。

「那你什麼時候要去買？」

「我等一下就去！」

通常講到這裡，我們都會開玩笑說，醫護人員的衛教總是走不出教室門口。意思是如果有醫師、藥師特地去社區演講，就算病人給了承諾，但通常走到社區據點的門口就忘光光了。

那林爸爸呢？他撐了多久？

三個月過去，**林爸爸只是換了一種飲料，糖化血色素就從拖延了九年多無法控制的九・六（糖化血色素的標準是七，超過會導致失明洗腎），直接下降到七・二，醫**

師還刪了一種血糖藥。他因此開心地打電話給我說，想去買一台測血糖機，問我能不能教他怎麼用。

後來又一年過去了，林爸爸的糖化血色素繼續從七．二降到六．七，回到了標準值以內。醫師更刪了所有血壓藥、膽固醇藥、尿酸藥，血糖藥也從六種減到只剩下兩種。這張近十年以來，從來沒調整過的藥單處方箋，歸功於林爸爸抽血報告明顯好轉，而被醫師刪除了多年來的用藥。最值得一提的是，林爸爸一樣不愛喝水、只能外食、沒體力運動。

「呼～他也成功減藥了。」任務完成。

三、四年過去至今，林爸爸的血糖還是一樣穩定，腎功能也漸漸好轉，一樣「自願」改變生活習慣（輪流喝不同款無糖飲料）。目前除了不可逆轉的周邊神經問題，還有視力受損問題之外，現在的他已經可以把自己照顧得很好。距離我們預期的「洗腎臥床未來」越來越遠。我們又成功預防了一個家庭倒下呢！

故事聽到這裡，通常可以來點掌聲。（哈哈，謝謝！）

你說，他有逼自己喝水，或仰賴意志力，忍耐著做什麼超高難度的激烈運動嗎？

絕對沒有。

那他有換工作、趕快退休，或趕快解決自己只有國小學歷的問題嗎？

當然也沒有。

林爸爸唯一做的改變，就是幫助自己，找到自己喜歡、糖尿病又可以控制得很好的生活習慣，這就是「令人自願的、做得到的健康建議」。

說真的，幫自己「做得到」難道一定要學醫、或者當藥師才有能力想到嗎？完全不用。酸梅水甚至還是病人自己想到的，林爸爸至今有辦法維持「減藥的體態」，這絕對是他自己的功勞，不是我的功勞。

現在的社會風氣，卻是當我們成為病人之後，身邊所有的人都只會看到我們「不能做什麼」、「不能自己做決定」，彷彿是在告訴我們：「你會生病，就是因為以前做的決定都是錯的，所以不准再自己做決定了！」並且沒經過病人同意，便自作主張給對方「最好的建議」。

光這樣想就讓人覺得很煩啊！難怪病人常常發脾氣對吧?!

為什麼生病之後，我就不能幫自己做決定了呢？為什麼成為病人之後，就沒有自主的權力，反而一定要被迫接受家人意見、跟隨醫師的想法了呢？病人其實也想要靠自己，篩選出「做得到的健康建議」啊！所以，我們前面所做的一切，都只是「引導」對方自己說出：「我知道了，我決定喝酸梅水。」

少一點命令、多一點機會，讓病人自主決定。讓病人「自願」行動，這才是他能夠持續多年、成功預防臥床、減少吃藥的祕密。

我必須再次強調，林爸爸能減藥，重點不是因為他喝了「酸梅水」或「枸杞水」，都不是！而是他出於自願、靠自己，換了另一種完全無糖的飲料。所以別再問我他喝哪家的酸梅了。（笑）他喜歡的方法，不一定是你喜歡的，你必須另外找到適合自己的解方。

好啦，我知道你想問什麼。

關於如何引導人們自願行動，或者幫自己找到自願行動的答案，我做了以下這三個步驟。

「令人自願健康」的三步驟

我太太有一次去看中醫，一進門就看見候診區擺著一本我的書。她跟我說的時候，我又驚又喜。還記得她轉述醫師的話給我：「中醫師說，這本書是他看完電子書後，覺得很感動，才又多買一本實體書放在診所，想在每一天看診的時候提醒自己『別照本宣科，記得給民眾做得到的健康建議』。」

我曾在上一本書中提到「說服人的人情味五步驟」。這五步驟是我特別考取台師大健康促進與衛生教育研究所，把學習到的人類行為科學、心理學引導技巧，應用與濃縮整理而成。這些技巧，很意外地，師大的心理學老師看到我的書之後，突然在走廊上攔住我，問我是不是作者本人，還說我真的應用得很好。甚至，日前我到電台受訪時，主持人臨時抽考我她朋友難以說服的例子，我就照著這些步驟實際做一次，果真幫她找到了「做得到的健康建議」，朋友馬上被成功說服。

這些日子以來，原先的五個步驟已經漸漸被我濃縮更新成「三個步驟」①，但應用範圍更廣，不但可以用來協助醫療人員說服病人，病患家屬也可以用來說服家人，甚至讓病人用來引導自己。送給你！

這三個步驟分別為：收聽障礙、組隊邀請、替代方案。

收聽障礙

到底我們用到了哪些行為科學、心理學的專有名詞，在這裡會直接省略不談（不然太難了），我直接教你怎麼用就好！

簡單說，就是要**完成「我們一起找出一個，不但可以〇〇〇，然後×××疾病又可以控制很好的方法，好不好？」這句話**。

為了要完成這句話，我們必須在和平討論出答案之前，先「詢問」對方「無法達成健康背後的障礙」在哪裡，這就是「收聽障礙」。

舉個例子，例如我媽的障礙是：中午必須吃便當，下午才能好好打掃上班；例如林爸爸，他的障礙是：不喜歡喝水，又要吃賣不完的水果；例如你們家奶奶可能是：

膝蓋不好，不想運動，因為關節退化；又或者是：哥哥加班到太晚，所以必須吃消夜……以上這些全部都是所謂的「障礙」，也就是「前提」。

沒有人會故意讓自己生病，如果有人始終無法執行健康的行為，那就表示，**目前的他，正在把「自己的健康」排在其他更重要的事情後面。每個人對於每件事的輕重緩急，都有不同的「前提」，抑或是變健康之前必須考慮進去的「優先事項」**。

在令人自願健康的第一步驟中，關心對方的問句是必要的，這能夠迅速拉近雙方的距離。你可以問對方：「阿嬤，我知道你也很擔心糖尿病，那是什麼原因，讓你那麼常吃巧克力呢？」「哥，我知道你很在乎健康，那是什麼原因，讓你那麼常吃消夜呢？」

請注意：這時一定要用「什麼原因」這四個字來發問，而不要問「為什麼」。因為前者聽起來比較像是了解原因，後者聽起來根本就是找人吵架（不相信你自己念念看）。

只要你敢問，他就一定會講，少數情況他可能會一邊講一邊嫌你囉嗦、或講得不清不楚。沒關係，這一步驟的關鍵就是「**好想聽他說**」。你可以帶著關心他的語氣追問、或趁他心情好的時候多問一遍、或旁敲側擊地向其他家人朋友打聽，只要能問出障礙，我們就完成了句子中〇〇〇的部分。

剩下句子中×××的部分，就把「想要控制的疾病」放進去。這樣一來，你就可以模仿我完整地說出這些句子：「我們一起找出一個，不但可以吃消夜，血糖還可以控制好的方法，好不好？」「我們一起找出一個，不但可以不吃止痛藥，疼痛還可以控制好的方法，好不好？」「我們一起找出一個，不但下午可以吃一些點心，體重還可以控制好的方法，好不好？」等等，伴隨著各種情況任意變化。

「收聽障礙」，為了建立信任，這步驟十分重要。

組隊邀請

組隊邀請，就是問出關鍵的這句話：「我們一起找出一個，不但可以〇〇〇，然後×××疾病又可以控制很好的方法，好不好？」

在心理學上，「我陪你一起思考」比起「請你自己把事情做好」更讓人有隨時都能準備好的安全感。更何況，我們剛剛已經聽了對方的障礙與前提在哪裡，然後，你還把這障礙特別放在心上，帶入接下來的話題裡，對方當然會心存感激：能繼續吃消夜、不餓肚子，然後疾病又可以同時消失，當然很好啊！當然會想請你多說更多。你看，他開始想聽你說話了！這表示我們悄悄地把他的耳朵打開了。

很多人向我抱怨家人講不聽、病人說不動，通常就是忽略了「協助他將耳朵打開」的這個步驟。畢竟沒有人會覺得「慢性病控制得很理想」是件壞事。而且你剛剛又注意到了對方做不到的小地方。說真的，問問題之前，通常你早就能預期對方會說出「好」。當你說出這句魔法語言，組隊邀請，這一步驟也緊接著完成了。

這步驟最難、最重要的部分，其實就只有**「誠意」**——就算你根本還沒想出答案也沒關係，一樣照問。因為我們要的是**「我們來一起找」**嘛，沒答案也很正常啊！

很多時候，要不要做或不願意做，都只是因為輸給了心魔。記得還在念大學的時候，老師教了我一件事情：「仔細看好了，如果病人是面帶微笑地走出診間的門，他的病一定會好。」相信我，問就對了，只要你有誠意問，對方也就沒有不「陪」你一起完成的理由，進而答應你一同尋找「改變的可能」。想改變全家人的未來，我們總要成為第一個願意問出口、伸出手，主動「組隊邀請」的人。

「我們一起找出一個，不但可以○○○，然後×××疾病又可以控制很好的方

真的很謝謝廷岳醫師的分享～

星期日的線上演講真的乾貨滿滿啊～完全顛覆我的想法

長了好多新知識

立馬把人情味魔法拿出來用在家人身上

真的有效果！！
我爸一口就說當然好啊

線上演講聽眾回饋

法，好不好？」

「好。」

然後你自然就走到了下個步驟。

替代方案

等到這時候，才是提供建議的時機。

很多人常常按奈不住，過早提供建言：「你必須這樣這樣做」、「我都是為了你好！」我相信，你能得到的答案多半只有：「我不要」。如果你總是說服失敗，我十分建議你回頭檢視前兩個步驟有沒有確實完成。

不過說起來，找替代方案聽起來

好像有點難？但這一步驟並不需要學醫的人才能完整執行。不然我問你，幫媽媽找健康餐盒、幫林爸爸找花果乾茶和枸杞茶、幫奶奶找免費的YouTube運動影片，難道醫學院真的會教這些嗎？當然不會。這步驟最重要的其實是：**仔細觀察生活**。把你心裡好不容易想到的答案講出來分享就好，甚至讓聊天的對象看看你絞盡腦汁、替他設想的樣子也很棒，代表你是確確實實把他的煩惱放在心上。

環島演講接觸三萬多人的經驗告訴我，在這步驟中，**答案通常都是對方靠自己想出來的，你的分享只是用來拋磚引玉，幫助對方舉一反三而已。稍微聊一聊天，對方自己就會給出更合理的解方：「其實我很會煮茶葉蛋喔！」**

另外，再補充一下：當你們真的找到了適當的替代方案之後，可以再多問一句：「你真的喜歡嗎？不喜歡我們要換一款喔！」給他台階下。此外，還可以再問他：「那你覺得什麼時候可以開始呀？」來引導他說出確切開始執行的時間點。畢竟，有誰會不喜歡為自己量身訂做的建議呢？

我很喜歡一句話：「一隻站在樹上的鳥，從不會害怕樹枝斷裂，因為牠相信的不是樹枝，而是自己的翅膀。」嗯，既然總有一天，照顧家人的重擔很可能落到我們肩上，與其依賴外在環境，不如早點把自己的翅膀訓練得足夠強壯。

希望總有一天，全台灣能夠超越三百萬戶家庭，像這樣找到屬於自己的「做得到的健康建議」。這就是我環島演講至今，一直在倡導的事。

以上，收聽障礙、組隊邀請、替代方案三步驟，完整地送給你。

家人的健康，也交給你了！

三步驟之外——那些說服失敗的經歷

「令人自願健康的三個步驟」說穿了，是我用來提醒自己：「當我說得越多，越能夠掌控局面」這句話其實是錯的。因為話如果講太多，而且都是單方面我說你聽，這樣的對話方式只會讓你「更了解我」，而我始終「不了解你」。

說服家人失敗之後我才明白，想說服或引導一個人，我們應該更在乎「對方」有什麼願意更健康的動機。就像人際關係時常提到的互相理解，如果你是真心想與他人建立關係，就給他們多一點機會闡述自己的理念。雖然他的說法可能忙中有錯，或每個人背景不同因此多少有些誤解，但至少這樣一來，我們就能在一問一答之中，重新用他們的視角看事情，知道對方更在意什麼、了解他的價值觀和信念。這時，所謂的「同理心」也會漸漸浮現。

簡單地說，只要習慣去「收聽障礙」，你的對話方式自然就會從命令轉變為問句，並在「組隊邀請」與「替代方案」時，給足對話空間，讓人更自在地敞開心扉、讓我們有架構地傾聽對方、用更聰明的方法進入對話。

有時候，建議雖然是正確的，但卻有可能剛好不適合這個人，所以爭吵誰對誰錯一點意義也沒有。以我媽為例，糖尿病醫師請她多運動、飯少吃一半、雞腿去皮，這些都是正確的，但醫師從來沒有問過媽媽是做什麼工作。如果可以稍微問一下，知道她是「清潔阿姨」，我十分相信，醫師絕對不會給出：回家必須多運動的不合適建議。很多給建議的一方無法意識到這點，每次給出建議之後，一次次發現家人不想聽，或是來看診的病人不聽話就會很生氣，因而陷入「誰對誰錯」的爭執陷阱裡。這不就跟我當初不懂事的時候，拿出文獻，硬要跟爸爸吵得不可開交一樣嗎？

「明明我對，是你不聽話！」但這些根本不用吵，既然雙方的目標都是健康，為什麼還會吵架呢？如果你要健康，我也想要你健康，我們就不需要去爭論誰的建議比較好。

如果人生可以重來，我真的很想從一開始就換個方法，重新問問我那位辛苦在工地上班的爸爸：「爸，我們一起找到一個，你可以繼續維持工作，但不要得癌症的方法好不好？」然後我們的共同答案就會是：菸酒檳榔戒不掉就「先不要戒」沒關係，但我們要增加定期篩檢的頻率，提早發現提早治療。

記得多年前，爸爸還在醫院化療臥床、打嗎啡打到夢遊譫妄的那一陣子，甚至會躺在病床上以為自己還在開會、處理公事，天天都在跟空氣講電話。我當時幾乎已經做好了「每天都是最後一天」看到爸爸的心理準備。

如果人生能重來，這一次，我絕對不會再跟家人吵架了。

因為在健康的面前，吵贏的人通常都是輸家。我就是那個輸家。

在「符合人性的衛教本事」課程中，我總會用〈貓的報恩〉故事比喻：如果你曾經幫助過一隻貓，通常這隻貓感謝你的方法，就是叼一些死老鼠、死麻雀等等小動物的屍體來放在你家門口。

我想問你，這樣的禮物你有需要嗎？（聽眾搖搖頭）

是啊，但對貓來說，牠好心好意地抓禮物來給你，你還要感激牠、摸摸牠的頭，不摸牠還會生氣哩！

反過來說得誇張一點，如果今天貓叼的是黃金三兩或一克拉鑽石來給你呢？收下來嗎？當然收啊！而且你應該開心地連貓都抓回來領養了吧！

哈哈，這就表示，我們給建議的時候，別再用「貓的思維」了，若想說服一個人，就想一下這個人需要什麼，不要光用自己的「貓腦袋」胡思亂想。（關於執行「令人自願健康」的常見問題，請見第七十二頁。）

Hi 廷岳藥師您好

今天很幸運的參與雙月會線上課程，您的課程內容讓我獲益良多。在目前的藥師工作上，不乏遇到多重用藥病人抱怨光吃藥就吃飽了、藥越吃越多、擔心慢性病開始吃藥後要吃一輩子等情況，總是試著衛教病人，但對方接受度不一定有成效，時常感到無能為力的挫敗感。

在您的演講中，印象最深刻的一句話是「沒有人想故意生病」，我們都知道怎樣做才是正確的，但通常都是知道但做不到。有幸聽到你的原因分析，並藉由你的實際案例開始練習，讓我嘗試換角度思考，對方的實際需求是什麼或讓他們無法行動的阻礙是什麼，進而可協助想出替代方案讓對方願意接受而人生開始有了不同轉變，這讓我感受到藥師的影響力原來是可以如此強大的，引發我對於預防醫學、行為科學等方面想進一步的了解，對你在課後所說的學習資源與書單有興趣，希望能夠獲得相關資訊來充實自己，讓自己也能發揮小小影響力，讓這個影響力可以一直擴大下去，讓台灣不會滅亡😆，謝謝~~

來自偏鄉小醫院工作的藥師

線上演講聽眾回饋

得怎麼變老的人。

歐洲長者怎麼做？「做得到的健康建議」

「做得到的健康建議」這個觀念，其實我是跟歐洲人學的。沒錯，就是那群很懂得怎麼變老的人。

學丹麥人檢查冰箱

我在大學時期，有一次看公共電視台正播放著「丹麥高齡社區據點」的紀錄片。他們社區都在教長輩一些很接地氣的生活技能，例如：開瓶蓋、擰乾毛巾、安全使用爐具……讓我好生羨慕。其中，令我最印象深刻的是，社區據點工作人員會「登門拜訪檢查長輩的冰箱」。

意思是，如果獨居長輩家裡冰箱裡放滿了新鮮的雞蛋、蔬果、肉類，基本上就不用擔心這位長者會肌少症；但如果獨居長輩冰箱裡放滿了過期的食材，那接下來幾天，社工就會好好關心他的身體狀況。另外，法國食品包裝上，其實也有預防醫療的概念。法國食品包裝的外盒上都會標示ABCDE五個健康等級。A代表最天然食材，E代表超級加工食物。例如手工草莓果醬是C、巧克力酥脆餅乾是E、純玉米罐頭是A。想好好紓壓的人就選CDE等級的食物，想好好控制飲食的人就拿A、B等級的食物。你看，這不是很棒的概念嗎？

見微知著、未雨綢繆。這就是預防醫療平常在做的事情。

後來，為了延伸這個概念，我也同步發明了針對台灣人「六大臥床風險預防」（詳見第三章）的家庭環境檢查表②，包含：預防跌倒、預防中風、預防肌少症、預防糖尿病併發症與癌症。我刻意將零食櫃、冰箱、浴室、臥房等等家中常見地雷，整理成檢查表。我們可以像「檢查風水」一樣，幫家裡做個適當的布置、打掃與重新採買。

例如：床頭櫃夠穩嗎？如果家人下床的時候，總是會扶著床頭櫃，那麼不穩的床頭櫃自然就是「臥床風水不太好的地方」，需要換一個穩固的櫃子。再來，零食櫃裡的零食夠健康嗎？有沒有機會換成海苔、堅果、高蛋白奶粉等等，讓家人不會餓到、又有機會趁機補充營養。又或者，晚上家裡光線會不會太暗或太亮？這些都是應該

要檢查的項目。尤其像我這種難得回家一趟的北漂孩子，更適合拿來幫助家人使用。（檢查表下載請見注釋②）

學英國女王過生活

說到生活習慣的細節，我想到英國女王伊莉莎白二世的故事。

二〇二二年，英國女王伊莉莎白二世以九十六歲高齡辭世。當全世界都還在論定她對英國的貢獻和預測英國皇室未來的時候，新聞中的一句話引起我的注意：「她辭世前一天，還在接見英國新任首相，還有新聞說她跑去騎馬！」這就表示，她過世之前僅僅只有臥床半天至一天（相較於台灣平均臥床八年）。

每次講到英國女王的例子，總會有人反擊我：「你都講特例啊，她那麼有錢有權，一定可以接受最好的醫療。」欸，其實台灣的醫療也不惶多讓，但我們先不討論誰的醫療比較好，先來看看女王的日常生活作息：

女王的三大健康習慣

1. **飲食**：少吃澱粉。女王盡量不吃馬鈴薯、麵條、米飯等精緻澱粉，吃東西都有所節制。早餐只喝一杯紅茶加牛奶，下午茶吃堅果、黑巧克力或莓果（水果），午晚餐吃烤蔬菜、沙拉，搭配烤魚或是烤雞。順帶一提，這也是「麥得飲食」③的標準。
2. **運動**：每天起床做伸展操，遛狗時順便健走。為了體態好看，利用騎馬和瑜珈想辦法讓自己不駝背。
3. **抗氧化**：注重防曬，出門會戴帽子與化妝。

你說，除了沒有養狗、沒辦法騎馬，其他的習慣，平民老百姓大多也能跟著做對吧？

咦？剛剛你說做不到？說你沒時間？（笑）

那就回頭去看看「令人自願健康的三個步驟」，幫自己找到「做得到的健康建議」吧！

回到「女王臥床的日子並不長」這點，也是啦，也許這個例子是真的極端了點。

但誰不想要「臥床期間越短越好」？臥床期間，也正是所謂的「不健康餘命」，隨著台灣人的壽命增加，結果不健康餘命也跟著增加。

這不太對啊！有一天我突然算了算，台灣人平均壽命是七十八歲，國人平均退休年齡是六十五歲。那不就表示，六十五歲退休之後，如果還是要扣除平均八年的臥床時間，不就只剩五年（從六十五歲到七十歲）可以好好玩樂嗎？這也太慘了吧！

不行不行不行，如果沒有臥床，我們其實還可以再多玩八年。而且，如果可以更健康，想必壽命還有機會超過七十八歲！

你不要想說「活那麼久幹嘛」，如果你曾經到公園走走，就可以同時看到一樣是八十歲，有人在那裡下腰、拉單槓，也有人是坐輪椅被推去曬太陽。像我環島演講就曾經看過好幾個完全看不出來已經六七十歲的社區志工，還有在我面前秀太極拳的一〇三歲爺爺，以及社區據點整個班平均九十幾歲的長輩們一起打鼓跳草裙舞。

所以「活多久」其實並不是重點。我覺得**「老」並不是像花一樣枯萎，而是像樹一樣的增加年輪**。對我來說，年齡都只是個數字而已，我更在乎的是「生命力」。大腦之所以會有皺褶，想必是來讓你存放回憶、故事，還有愛過的痕跡。如果可以，趁年輕多累積一點理財知識、生活技能、人際關係、健康存摺，也許你也能跟我一樣，很期待自己變老的那一刻。

如果可以健康，你預設自己的人生要活多久？關於預防臥床、善終、告別此生，我們還剩幾天可以準備呢？下一章，我們就來算算看。

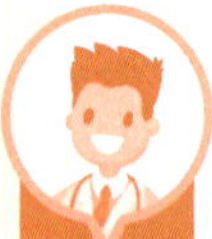

執行「令人自願健康」的常見問題

Q1：關於協助家人找到自願健康的方法，應該還是需要專業吧？而且直接給「醫療建議」會不會有法律問題？

A1：沒有要給醫療建議，我們也給不了多專業的建議。說穿了，我們在做的事情其實是「轉介資源」。轉介家人報名社交舞、轉介病人回診、轉介朋友去吃健康便當。

嚴格來說，回診、打疫苗、改變處方箋等等，這些「需要專業人士的時候」，自然就會出現專業人士，不用我們擔心。但反過來說，吃健康便當、報名社交舞……這些，總不需要醫師的同意吧！哈哈，反正就多多嘗試，然後回診檢查有沒有進步改善，有改善，醫師就幫你減藥，這樣就夠好了。而且我也很推薦你去找「投緣的」醫療人員詢問更多建議喔！

Q2：爸媽根本不想跟我聊天，我們關係不好。

A2：問得好，這需要前置作業（先處理關係），後面第六章會教你。你也可以先翻到後面閱讀。我十分建議，等到關係變好了之後，再回頭來使用「令人自願健康的三個步驟」，效果更好。

Q3：我確實給出建議了，結果還是被回絕「不要不要」。怎麼辦？

A3：我的經驗是，重新試試看「收聽障礙」。請你一定要問出對方最在乎什麼，先聽他把話講完，也許他更在乎「不喜歡肚子餓的感覺」、更在乎「擔心低血糖」、更在乎「會不會麻煩到家人」等等，無論如何都要問出來。只要問出障礙在哪裡，事情就解決一半了。

如果問不出障礙，也可能是前一個問題提到的：你們的關係不好。那也沒關係，後面會說到如何改善或參考注釋補充④。

注①：原本的「五步驟」是參考行為科學之中的經典架構「跨理論模式」：將一個人從「無意圖期」、「有意圖期」、「準備期」、「行動期」、慢慢帶領到「維持期」。很明顯地，令人自願健康的三步驟，就是將一個人從「沒有改變的意圖」，引導到「有能力維持」。不要小看這方法，其實很科學呢！

注②：礙於篇幅，歡迎下載「居家臥床風水檢查表」，請掃描QRCode。

注③：「麥得飲食」是針對預防失智症與保護大腦健康所設計的飲食法。特別強調攝取綠色蔬菜、莓果、全穀類、堅果、橄欖油與深海魚，並限制紅肉、炸物與加工食品。研究顯示，長期遵守能降低阿茲海默症風險。

注④：提供「替代方案」之前，你可能需要參考一些別人的生活經驗，如果你還需要更多「做得到」的故事、案例，我部落格裡還有，歡迎上網搜尋「減藥藥師胡廷岳」。

第三章

你的「健康餘命」剩幾天？六大失能疾病的早期徵兆與預防對策

不知道從幾歲開始，從小我是一個很害怕「時間流逝」的人，尤其很害怕死亡。在我念幼稚園的那段時間，也是還能跟媽媽一起睡的那段日子，常常擔心媽媽會不會睡到一半然後就死掉了，時不時還會伸出手指檢查媽媽是不是還有呼吸。

上國中之後，我的心臟有了突發性心悸的問題，總擔心會不會稍微出了點差池，小命就沒了，也逐漸明白「人生原來是有限的」這個道理，因此我認為殺時間就等於是在「殺」時間（Kill time），嚇得連電動都不太敢玩，只能默默在筆記本上計畫人生苦短的日子，我可以慢慢完成什麼人生清單。

所以，知道我為什麼認為「臥床很浪費時間」了吧？

算算你的「可利用餘命」剩幾天？

臥床、不能自己決定生活作息的那些年，我們稱之為「不健康餘命」。

把「臥床時間」含蓋在壽命裡的計算方式、只要有心跳就算是活著的定義，我私心覺得這樣的長壽並沒有什麼值得炫耀的。同時也擔心，這會不會造成醫界「只要能增加病人心跳、呼吸時間，就算是成功救活一個人」的迷思。不健康餘命是我們用不到的，我認為，「人類平均壽命」應該都要扣除「臥床時間」計算才是。

反過來說，扣掉「不健康的時間」之後剩下的壽命，我們叫做「健康餘命」。健康餘命是可利用的，照理說越長越好。有了「可利用餘命」、「健康餘命」的概念之後，也許我們就更能體會「人生是有限的」這件事情。

很幸運地，我剛好在多年前的某一次社團活動裡聽到「單程旅行社」社長小冬瓜對於「壽命」的計算方法，我個人非常喜歡，後來成為減藥藥師之後，我也再加入一些對於生命的看法。

在這章，我想請你帶著家人，一起實際操作一遍「健康餘命的計算方法」及「具體增加健康餘命的方法」。建議你們練習看看喔！接下來請拿出紙、紅色與黑色筆各一枝，以及騰出大約二十分鐘的時間。

過程一共有三個步驟：畫方格、塗顏色、回顧塗滿顏色的日子。

圖3-1　人類平均壽命961個月（一格代表一個月）

	1	2	3	4	5	6	7	8	9	10	11	12	13	14	15	16	17	18	19	20	21	22	23	24	25	26	27	28	29	30	31
1																															
2																															
3																															
4																															
5																															
6																															
7																															
8																															
9																															
10																															
11																															
12																															
13																															
14																															
15																															
16																															
17																															
18																															
19																															
20																															
21																															
22																															
23																															
24																															
25																															
26																															
27																															
28																															
29																															
30																															
31																															

畫方格

首先在白紙上畫出31乘31的正方形。大概會長這樣（如圖3-1）。你可以直接去文具店買一張方格紙，也可以直接複印這一頁來使用。

若每個格子代表一個月，像這樣31×31的大正方形方格紙，剛好就是九百六十一個月，大約代表著人類能待在地球上的平均壽命八十年。**說真的，這八十年不一定都是我們的**。所以接下來我們要把「已經過去的」、「自己無法自由使用的時間」一一刪除、塗上顏色。以下會示範給你看。

塗顏色

塗顏色的第一個重點是：如果你沒有把握可以把自己的健康照顧得很好，例如：台灣人在臨終前平均會有八年是臥病在床的時間，那你則必須刪掉「八年」，也就是8（年）×12（月）＝96個格子，**請你把大約最下方三行格子，用紅筆塗紅、刪掉**。（請參考圖3-2）

接下來，請問你現在幾歲？例如我現在三十一歲，我已經少了「三十一年」，也就是必須抹去方格表由上往下共31×12個格子，大概是十二行。（如果你的年齡是五十歲，那就抹去由上往下共50×12個格子，大概是十九行，依此類推。）這一**年齡區塊請你換另一枝色筆，用黑筆塗黑。**

接著，剩餘的空白格子，也不可能都「不睡覺」全部運用。人生總會有三分之一的時間用在睡眠。請把剩餘的空白格子，由右至左大概分成三個等份，將最右邊區域的三分之一塗黑。在這裡你可能會花費一些時間，慢慢來沒關係。

最後，還沒結束，剩下的格子也不可能全是屬於你的。你還會把一大部分時間留給工作、開會、應酬、等紅綠燈、排隊結帳、過海關、臨櫃辦事，或待在原地處理煩人的交通事故……等等這些「生活成本」。因此，**最終的白色格子，必須再刪除一半的時間。請你大概再抓兩個等份，然後把其中的一半也用黑筆塗黑。**

例如我的長這樣（如下頁圖3-2）。

圖3-2　我的一生（以我現年31歲為例）

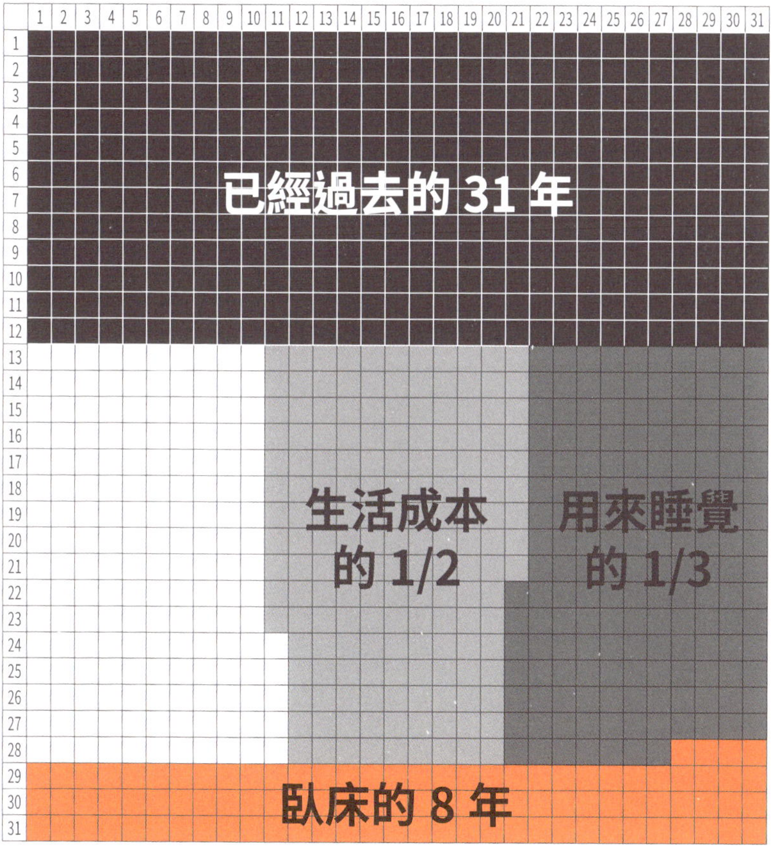

回顧塗滿顏色的日子

塗色的工作告一段落。等你依序把這些格子劃掉後，剩下的白色格子才是「你可以利用的時間」，你可以用來打電動、陪陪家人、處理人生夢想。

只是，撇開塗滿顏色的格子之後，剩下的白色格子，你還剩多少呢？

以我的方格表為例。你會發現，表格中用來生活、用來睡覺、甚至是已經逝去的時間等等的「黑色格子」，全都是「不得不刪掉」的日子。而且，「已經過去的日子」還會不停不停地「繼續逝去」。這樣一來，你一定也會發現，才三十一歲而已，怎麼白色格子剩下那麼少？時間真的很不夠用。

那就對了。如果你看懂了畫這張表格的用意，你也會發現：**我們「唯一」還可以撿回來利用的格子，就只有「還不一定會發生的，那一大片紅色格子」——臥床的八年。**不然的話，可以運用的人生真的短得令人意外。

換句話說，如果你願意投入一點點白色格子的時間（也就是你的休息時間），用來預防臥床、保持身體健康，你將因此獲取大量的紅色格子。這想必是世界上極少數CP值最高、又令人有把握的投資了。甚至連「詐騙集團」胡亂講給你聽的投資報酬率都沒辦法那麼高，但投資健康，一定可以：每兩天運動六十分鐘、每餐吃飯多花一分鐘關心自己選擇吃什麼……哇嗚，八年拿到手！

但又有另一個問題：少數人常常會「為了賺到那一大片紅色格子」，而激烈地逼迫自己「嚴格執行健康」，例如：煮飯都不敢加調味料、一定要運動到虛脫。嗯……如果你本身是運動員，對於體態有嚴格的要求，或是對健美比賽很有興趣，我是覺得沒什麼問題；但如果你不是這樣的人，我建議你「別再逼自己」。

只靠意志力的健康是撐不久的。健康是一場長期抗戰，極度嚴格的飲食控制或運動（例如膝蓋已經痛到歪掉，還強迫自己運動），只會讓自己更容易放棄、更容易受傷、更容易灰心。如果你就是屬於這類型的人，請你回到前一章，回頭去幫自己找找「容易執行、做得到的健康建議」。

還記得前面的章節有說過，醒著的人才來得及預防臥床、才能討論善終議題。請好好看著白色的那片格子區域問自己：什麼時候才要開始？什麼時候才能跟家人道謝、道愛、道歉、道別，又或者討論善終議題呢？

尤其我們還沒考慮：意外。

你可以避免的六大失能疾病

老實說以上這張表格，是沒有考慮到「意外」的。畢竟31×31的格子是建立在：我可以平安活到八十歲而設計的。那我有沒有可能「活不到八十歲呢」？

喂，講這句話沒有要詛咒自己的意思，但生命確實有可能是「出門買個早餐就死掉了」那般脆弱。

前些日子，一位跟我同時期結婚的好友，跟我同年齡的她，還邀我們，要不要兩對夫妻一起出國度蜜月。某天，她才剛剛離開家門去上班，乖乖走在斑馬線上、也沒有邊走邊滑手機，結果照樣被一台超速的計程車撞死。一時之間，她的家人朋友根本來不及做好準備。她的社群帳號也因為家人都不知道帳號密碼，所以無法登入幫她傳達死訊；甚至她的理財規劃、出國規劃等等，全都是以為自己還可以活到八十歲而安排的——我們不都是這樣嗎？

你永遠不知道「明天」與「意外」哪一個會先到。

你以為你可以活到八十歲，也許最後只是你的以為。

雖然這樣講有點悲觀，**但至少「人禍」還是可以盡力避免的**。例如：跌倒、心血管阻塞、退化性失智、洗腎、糖尿病併發症、癌症，這六大失能疾病。

本書一開始有稍微提過，二〇一四年世界衛生組織的報告指出：**隨著全球人口老化及生活型態改變，全球因癌症、糖尿病、心血管疾病等等非傳染病死亡人口，約占總死亡人數的五分之四（八二%）**。報告書還特別強調：這些「非傳染病」的主要成因，除了人口老化及快速都市化之外，主要還是來自於不健康的生活型態，俗稱為「生活習慣病」。例如：人已經走不穩了，有好好考慮訓練大腿的力氣嗎？視力已經模糊了，有檢查過眼睛、關心過血糖穩不穩定嗎？只是，一直以醫療技術先進，和全民健保制度而自豪的台灣，卻在權威醫學期刊《刺胳針》（The Lancet）於二〇一七年公布的「全球醫療品質評比」被火辣辣地打了一巴掌——慢性病防治與平均健康餘命的成績，我們遠遠地落後於日本、新加坡和韓國。

也因此，臥床之前還是有徵兆、台灣人還是有眾多方法預防的。而我念的研究所剛好就結合了「公共衛生的預防醫療」以及「心理學的說服技巧」。以下就來談談到底有哪些生活習慣的改變及徵兆，最能幫助我們預防臥床。

用最有效率的方法，賺回臥床的那八年。

跌倒的預防與徵兆

「媽，你是不是變矮了？」好險我平常還有擁抱爸媽的習慣，才讓我提早發現了「媽媽可能容易跌倒」的警訊。

自從上述朋友意外過世，我認知到「每一次見面，都有可能是最後一次」。直到現在，每次我回台北之前，都會給爸媽一個擁抱。

擁抱爸媽，現在回想起來確實有諸多好處，例如：能幫爸媽檢查跌倒風險。如果爸爸走過來抱你的時候走不穩了（肌力或平衡感不良）、如果媽媽站起來抱你的時候變矮了（骨質疏鬆）等等，都是我們提早發現的風險因子。

本段重點：

1. 避免跌倒後臥床的三個重點。
2. 會引發跌倒副作用的藥物整理表。

避免跌倒後馬上臥床，有以下幾點提醒你：

1. 肺炎鏈球菌疫苗，是值得「容易跌倒之人」施打的老疫苗。尤其骨折的死亡率至今仍居高不下，都是因為**有許多骨折病人，因為骨折住院，最後卻是院內肺部感染的原因迅速離世**。這是多麼可惜的一件事情。因此我十分建議，如果家中有容易跌倒骨折的家人，請一定要施打肺炎鏈球菌疫苗（此疫苗非彼新冠肺炎病毒疫苗）。施打後就更加不怕肺炎細菌了，至少骨折後打了石膏還是可以康復出院。
2. 跌倒原因很多，可以分成：個人原因、環境原因、外部原因。
   - ◆個人原因：視力、聽力不良影響了平衡感，下肢肌力不足走路不穩；小腦或大腦退化；慢性病控制不良容易頭暈（例如低血壓）。
   - ◆環境原因：居家光線昏暗、地毯凹凸不平、地板濕滑、臥室床頭櫃不穩。
   - ◆外部原因：用藥副作用、醫師換藥。

3. 應對方法：檢查藥袋上的副作用（如鎮靜安眠藥、肌肉鬆弛劑、利尿劑、三高藥物，如下頁表3-3）、觀察家人平常走路穩不穩、時常進行簡單的肌力訓練、定期健康檢查與糖尿病視網膜篩檢、浴室加裝扶手與止滑墊、室內拖鞋更換為止滑拖鞋、汰換老舊的居家用品（例如地毯或電線）、確認家中照明、關心家人的視力及聽力、提醒長輩起身的時候動作放慢。

我在線上公益演講時，六大失能疾病中（包含：跌倒、心血管阻塞、退化性失智、洗腎、糖尿病併發症、癌症），最令我頭痛的就是「跌倒」。

任何人都有可能跌倒。就算你好不容易把自己的三高控制得很理想、肝腎功能都很讚，結果還是有很多長者或中高齡媽媽們，因為一次跌倒骨折住院，就在院內感染肺炎，然後人突然就走了。

跌倒往往不是單一因素造成的，而是多種風險的累積。畢竟星星之火也可以燎原。仔細一看，每一種因素都可能在無意間增加跌倒的風險，但說真的，有哪個是非常非常難處理的呢？認真地一個一個「擊破」後，好像也都還好對吧？

容易跌倒就快去打疫苗、平時就控制好三高與肌力。如果家人還不想行動（例如

表3-3　容易引發跌倒的藥物整理表

藥物分類	容易跌倒的來源 (不一定發生)	特殊風險標註
鎮靜藥／安眠藥	昏昏欲睡、反應變慢、起身頭暈	夜間跌倒高風險、注意力不集中風險
肌肉鬆弛劑／麻醉藥	肌肉無力、嗜睡、走路不穩	頭暈失衡風險
利尿劑、瀉藥	頻繁跑廁所、夜間起床次數多、電解質不平衡	頻繁跑廁所風險、夜間跌倒高風險
降血壓藥	血壓過低、起身頭暈、站不穩	頭暈失衡風險
降血糖藥	低血糖症狀、手腳發軟、頭暈、行動不穩、血糖過低昏厥	頭暈失衡風險
抗憂鬱／抗焦慮藥	初期使用或劑量調整時，注意嗜睡、精神恍惚、注意力下降	注意力不集中風險、頭暈失衡風險
部分類鴉片止痛藥	頭暈、精神恍惚、判斷力有時慢	注意力不集中風險、頭暈失衡風險
鼻涕藥、部分感冒藥	嗜睡、頭暈、反應慢	注意力不集中風險、頭暈失衡風險
戒酒藥	頭暈、噁心	頭暈失衡風險
化療藥	體力下降、貧血、暈眩	頭暈失衡風險
部分抗癲癇藥物	注意力不集中、肢體不協調	注意力不集中風險、頭暈失衡風險
部分膀胱過動症藥、帕金森藥（抗膽鹼藥）	血壓過低、突然起身頭暈、視力模糊（散瞳）、嗜睡、頭暈	頭暈失衡風險
部分心律不整藥、毛地黃	視力模糊、頭暈、疲倦、電解質不平衡	頭暈失衡風險
青光眼藥水	視力模糊影響行走	夜間跌倒高風險
※以上僅為可能風險，也可能是疾病惡化之交錯影響；實際情況仍須與醫師、藥師討論，勿自行停藥。		

不願訓練肌力、定期回診），至少你還可以先幫忙檢查藥袋上的副作用、偷偷把家裡的拖鞋更換成止滑的，或者，你也可以幫幫他們找到「做得到的運動建議」。

講完了跌倒，接下來是其他與跌倒「一樣危險」的失能疾病與預防訣竅。

心血管堵塞、血管性失智預防與徵兆

同樣的，我絕不講什麼「多運動、多吃蔬菜」的無聊建議。

每年天氣最冷那天，我都會在臉書上貼出這篇預防心血管疾病文章，來幫助我的聽眾與讀者夥伴「血管不要堵住」，或稱為**「血管減齡」**。以下，我們將從治本的角度看待心血管栓塞。

本段重點：

1. 血管堵住三徵兆：變窄、變濃稠、變硬。
2. 如何預防血管變窄、變濃稠、變硬。

預防血管變窄

我們會「血管堵住」，就是因為血管變窄、血液變濃稠、血管變硬了。堵住之後，這些運送「重要物資」的血液就會越流越慢，甚至流到一半就被「雜物」阻擋下來，然後大腦缺血腦中風、血管性失智、心臟缺血心肌梗塞、四肢缺血靜脈阻塞。

那我們該如何阻止血管變窄、血液變濃稠、血管變硬呢？

問得好！想必你一定會說：「我願意減少高膽固醇食物！」

抱歉，這答案好像只對一半，因為**膽固醇「並不是」吃進來的。血液中八十%的膽固醇，全都是身體故意製造來「修補血管」用的。**

膽固醇其實就像黏土，當你的血管哪裡有傷口，哪裡就會需要修補、就會需要膽固醇。只是，有些人「血管裡需要修補的地方太多」，那麼血液中的膽固醇自然就會跟著太多。

如此一來，不小心分泌出來的大量膽固醇，最後就會害你血管變窄、堵住、最終導致血管中風。這樣說你就能明白了：為什麼很多「瘦子」竟然也會高膽固醇。因為膽固醇跟飲食的關係其實不大，只有剩下的二十%膽固醇來源，才會受到飲食的影響。

那怎麼辦？比起努力「不吃蛋黃、不吃海鮮大餐」，你最應該做的是**「阻止自己**

的血管受傷」，例如：控制血糖、避免攝取精緻糖、拒絕人造奶油。這些全都是血管發炎的主要兇手。很意外吧？這就是為什麼你常常聽到有人「吃炸物吃到中風」，但從沒聽過有人「吃海鮮吃到中風」的。

所以，為了避免「血管變窄」，別再誤會海鮮與蛋黃了，**精緻糖（精緻糕點）、奶油、反式脂肪，才是血管變窄的元凶！**

避免血液濃稠

血液濃稠的因素，可不是只有「沒喝水」、「吃過多高熱量食物」這兩個原因而已。久坐、長期維持同一個姿勢，其實反而更加危險。

你想一下，坐著的時候，血液是否全部都囤積在大腿屁股？那就對了。**根據統計，每天坐超過六至八小時的人，心肌梗塞與腦中風的發生率將會顯著增加。**例如我身邊很多「突然小中風」的病人，當下都是「維持某個姿勢」久久不動，例如久坐，結果起身後就馬上發現自己有些不舒服了。

另外，最容易中風的時間點常常是「清晨五點至九點」，是吧？這段時間不但比較冷，而且也是我們「躺床躺很久」，突然起身的時間點。久坐、長期維持同一個姿勢，對於血管來說簡直是一把利刃。

因此，預防血液濃稠的解決方法，很簡單：**「起身」裝個水吧！**

我的低門檻建議就是，請幫自己準備一個三百cc、五百cc，小一點的馬克杯，再設個鬧鐘，強迫自己每小時喝完水就起來走動走動，順便裝水。

我又沒有要你起來健身！你就故意每小時站起來，讓血液流動一下，再配合喝水、裝水的習慣，自然而然，就能阻止血液變得濃稠。

你今天中午也是忙到只能吃炸雞腿便當嗎？

那就起來裝水、喝水，走動走動吧！

阻止血管變硬

問你一個題外話，你有沒有吃過蜜餞？長期泡在糖水裡的水果，變得乾乾扁扁皺皺的。沒錯，這就是高血糖、三高病人的血管模樣。

「高糖環境」會讓血管提早氧化、老化，甚至卡在血管壁上的「壞膽固醇」，也會讓血管慢慢硬化。那我們該如何幫助三高慢性病的自己，順利地血管減齡大保養呢？

除了同樣的概念：學會如何控制食物份量（例如我發明的萬用餐盤法）、針對假蔬菜與加工食物提高警覺、把精緻糖換成其他健康點心、拒絕人造奶油等等。我們更可以配合抗氧化的飲食，幫助血管「逆齡」，如：練習吃橄欖油酪梨油等等好油；鯖魚、秋刀魚等等好肉；大蒜、生薑、薑黃等等辛香料。好吃，又能保護身體。

順帶一提，血壓的部分，當脈壓差（將高的血壓減去低的血壓）相差六十以上，就很有可能已經是血管硬化。相差太多真的會很危險，所以快快去掛號看個心臟科吧！（關於心血管堵塞檢查表，請參考注釋①）

以上，確實是「喝水、運動、控制三高、控制飲食」的基本建議，但你應該更具體知道為什麼該這麼做，以及該怎麼「對症下藥」了吧？如果你們家就是屬於「三高、中風、心肌梗塞、血管性失智」等遺傳因子，很歡迎你「不要照著做」，改編成自己做得到的健康建議喔！（其他不同類型失智風險請參考注釋②）

糖尿病併發症、洗腎預防與徵兆

本段重點：

1. 高血糖明明沒有感覺，為什麼卻是國人殺手。

2. 預防糖尿病併發症（截肢、失明、洗腎）的具體建議。

在剛剛「心血管堵塞預防與徵兆」的部分，我們聊到了蜜餞。長期泡在糖水裡的水果，都會變得乾乾扁扁皺皺的對不對？這也是高血糖病人內臟的模樣。

只是可能很多人沒看過蜜餞，我們換個比喻：喝海水。

曾經不小心喝過海水的夥伴，應該都印象深刻：喝了海水，發現自己怎麼越喝越渴。是的，這跟人體的「滲透壓」有關，不知道滲透壓是什麼也沒關係，總之，像這樣「越喝越渴的感覺」，就是身體正在脫水。也因此，如果你把自己的血液，搞得像海水一樣「濃稠」（差別只有一個是糖水一個是鹽水），身體就一定會發生以下這兩件事：

1. 脫水縮小的器官，會更難工作

腎臟是專門幫忙「過濾血液」的器官。平常你給他那麼多「糖」，讓他負責幫你代謝就算了，結果你還害他脫水縮小。

我問你喔，廠房大一點比較難工作？還是比較小比較難工作？當然是小的嘛！因

此，糖尿病患最容易造成洗腎的原因，除了是多餘的糖分害腎臟不停加班，也是害腎臟脫水縮小、很難工作的罪魁禍首。

根據二〇一九年的台灣腎病年報，台灣大約有一半以上的洗腎病人都有糖尿病。糖尿病絕不是「難以掌握」的慢性病，生活習慣調整、乖乖吃血糖藥，你也可以控制得很好。但血糖藥連續吃三十年，腎臟到底會不會壞掉？區分好壞藥物的簡單方法，請參考注釋③。

2. 脫水縮小的血管，會萎縮

除了洗腎之外，糖尿病併發症最令人害怕的就是：截肢、失明。咦，以前都聽醫師這樣說，但有聽沒聽懂啊，為什麼會這麼嚴重呢？其實也跟脫水有關。

當身體從頭到腳全部都在脫水，對身體何處的影響最大？簡單講，「最細微、最脆弱」的血管，影響最大。例如：腎臟裡的微血管（對，腎臟又中槍了）、眼睛裡的微血管、末端神經的微血管。這也是為什麼糖尿病到末期，併發症幾乎都是：洗腎、失明、截肢、心血管疾病。

別擔心，台灣已有幫助糖尿病病人檢查末梢神經、眼睛的免費服務，叫做：糖尿病共照網。我考取「糖尿病衛教師執照」時，也曾經親自體驗一遍。檢查過程完全不痛，大概十秒鐘就完成任一項檢查了。歡迎你用健保掛號各大醫院的「家醫科」、「新陳代謝科」、「內分泌科」。記得先預約掛號、下載候診App，才不會等太久喔！

預防糖尿病併發症的方法有好幾個，除了剛剛提到的：回診做檢查、調整生活習慣、乖乖吃血糖藥之外。從我的經驗來說，控糖效果最最能持久的方法，竟然是：肌力訓練。

喂喂喂，請不要看到運動就不耐煩了！

我會要你「肌力訓練」，並不是要你多多運動，然後把血糖降下來，其實不是。而是因為隨著肌肉量的增加，幫助你吃光血糖的「食客」們也會隨著增加。肌肉細胞其實全部都是「吃糖怪獸」，常常在緊急時刻，肌肉就會需要血糖或營養，肝臟甚至還會分泌「肝醣」，專門供應給肌肉細胞。

簡單的說，「肌力訓練」的目標其實不是控制好糖尿病，而是培養更多幫助你吃掉血糖的肌肉怪獸。根據研究，一次性的認真運動，控制血糖的效果竟然可以維持四十八小時。意思是你每兩天運動一次，一天運動另一天休息偷懶，對於控制血糖竟然就很有幫助了！還不快動起來！

另外，很多人運動過後，總會覺得全身痠痛不舒服（例如我媽，她的工作是清潔打掃，下班後就完全不想動了）。這時候我反而建議你可以上網尋找：「舒緩腰背痛運動」、「肩頸痠痛舒緩運動」、「頸部伸展操」等影片。這個方法，絕對能幫助你減少止痛藥，同時又能達到運動效果。

先別急著崇拜我，嘿嘿，趕快上網找找看吧！

如果你們家就是屬於「洗腎、失明、周邊神經病變、末梢血液循環不良」等糖尿病併發症的遺傳因子，很歡迎你「不要照著做」，改編成自己做得到的健康建議喔！（洗腎預防的概念也很類似，延伸學習請參考注釋④）

癌症的預防與徵兆

接下來，我會提供有效預防癌症的治本方法。

本段重點：

1. 其實我們天天都在罹患癌症，只是癌症沒有長大。

2. 預防癌症有3加1個具體建議。

「被自己人陷害」、「警察被壞人收買」、「壞人的勢力越來越大」這三種狀況你會想到什麼呢？這樣的環境，簡直就是在說前些日子造成人心惶惶的「柬埔寨豬仔案」。

事實上，近幾年討論度很高的大腸直腸癌、乳癌、子宮頸癌等等的癌症，也和這三個條件有關。為什麼？我簡單說給你聽。

我們的身體，其實隨時隨地都在複製細胞，只是複製的過程非常複雜，只要有任何步驟出錯，造成的基因突變，一不小心就會讓細胞學壞，變成所謂的「癌症前身」。一般情況，這顆複製錯誤的「壞」細胞，總是能被巡邏經過的「白血球警察」破壞、吃掉，讓你不會那麼容易就得到癌症，而且幾乎九九%都可以預防成功。

但，這都只是在說一般情況。

我們總是讓錯誤的生活習慣，像錯誤的政策一樣層層堆疊，卻又長期忽略不管，造成身體裡的壞細胞越來越多。當負責巡邏的白血球越來越忙不過來，例如像柬埔寨西港、金邊的詐欺園區一樣，明明黑道就在你的眼皮底下結黨營私、綁架、摘除器官，但當地警察卻不為所動，甚至混不下去的好人，乾脆就一起收賄同流合汙。隨著壞人們「占據的地盤」越來越廣、吃相越來越難看，這就好像癌症從一期變成四期一樣，最後整個國家分崩離析。身體，就成了錯誤習慣的犧牲品。

原本屬於自己人的細胞，變成了壞人。這就是癌症。

對此，我有三個延伸出來的預防方法：「給足居民生活所需」、「預防黑道進駐」、「加強巡邏與維護」。但你一定也會發現，所有的建議我們其實早就說到爛了，所以最後，我會額外多補充一個「沒有方法的方法」。

方法一：給足居民生活所需

1. **均衡飲食：沒有一個吃飽喝足的居民，會自願去做黑道做人口販賣。**也不會有任何一個薪水能養活一日三餐的人，還會被貪念誘拐，上網應徵去柬埔寨打工。

若飲食不均衡，你的細胞每天都只能吃高熱量零營養的垃圾食物、壞脂肪、精緻糖，過沒多久他們也會選擇「黑化」的。請搜尋「國健署，我的餐盤」、「２１１餐盤」、「減醣飲食」，或利用「做得到的思維」，盡早幫自己找出最喜歡吃的均衡飲食菜單。

2. **固定運動習慣**：每次運動，都能幫助養分平均輸送到身體各處，讓身體裡的居民統統都領得到薪水，而不是被貪污的脂肪、壞細胞給拿去。

YouTube上有很多居家就能「輕易」運動的免費影片，若有意願嘗試快走之外的運動，或者很好奇快走的同時還能怎麼「順便增加運動效果」，都可以隨時上網查找喜歡的影片來跟著動動手腳。**沒有運動習慣的你，建議可以從一首歌的時間開始，只要一首歌就好。**是不是跟預防心血管疾病、預防糖尿病併發症的方法幾乎一模一樣呢？（笑）

方法二：預防黑道進駐

1. **戒菸酒檳榔**：這我就不多說了，這三大惡霸早就黑到發亮了。所有的成癮惡習，全都是槍砲彈藥，一定會鼓勵壞細胞繼續拿起槍械對抗你自己。但是光靠意志力「慢慢戒掉」其實是不太聰明的做法，我建議直接求助衛教師、戒癮門診，而且從第一天起就要全部停止使用，戒除會比較容易成功。根據我的多年經驗，「慢慢戒掉」的方法，最後反彈、菸癮加重的機率反而會更加提高。

戒癮門診讓你很猶豫嗎？我身邊有很多人也是愛面子、擔心丟臉。**如果你還不想看門診，可以像我爸一樣先從身體檢查開始**，畢竟就算戒不掉，提早發現癌症提早治療，也比較不會耽誤黃金治療期。

2 **避免精緻糖**：如果說菸酒檳榔是槍砲彈藥，那麼說精緻糖是「毒品」一定也不為過。新聞曾說，那些被騙去柬埔寨的年輕人一下飛機，壞人們就會用毒品來控制他們的行動。

有位老醫師曾經提醒我：「我們總是高估了鹽的壞處，同時也低估了糖的壞處。」我沒有要阻止你吃甜食，甜食還是可以吃（例如台灣的水果）。在預防癌症之前，我們的敵人只是精緻糖而已。（注意：罹癌患者的飲食建議不完全相同，請遵循營養師提供的飲食建議。）

方法三：加強巡邏與維護

1. **又是運動**：你可能不太知道，身體裡的淋巴結其實是靜止不動的。淋巴結裡面的「淋巴液」，只能依賴我們關節的挪動或按摩，才能促進淋巴循環。臥床的病人為什麼要翻身？練氣功、打太極的長輩，為什麼身體都很好？簡單的說，運動可以增加淋巴液循環的速度。當速度加快，白血球的巡邏次數越多，發現並殺掉壞細胞的機率就越大。因此再次推薦你培養運動習慣。

2. **體檢、疫苗**：誰說你的免疫力不能依賴強而有力的「外援」呢？每半年至一年一次的抽血健康檢查（例如大腸癌篩檢不需照大腸鏡，只要驗大便就能防癌，台灣竟然有超過一半的人還是不敢去）、打疫苗加強禁衛軍般的抵抗力（例如子宮頸癌疫苗）等等。多利用體檢、疫苗，加強巡邏力道。

說到這兒，以上的方法如果你還是做不到，怎麼辦？有沒有門檻更低的方法？有的。

方法四：沒有方法的方法

買保險：我不是在推銷，也沒有販售任何保險商品。這沒有方法的方法就是，「趁早多買癌症險、實支實付」，尤其越付不出醫療費用的人越該買。

如果是我，我就會想著「如果壞習慣改不了，那至少也不要拖累家人」。至少在我生病之後、臥床之後、死亡之後，家人多少還有些繼續過好生活的餘裕。畢竟就連平常努力健康生活的人，哪天不小心都會生病，更別說有壞習慣的我們，一定有更大機率面臨臥床、癌症的可能。這個沒有方法的方法，我一定會面對。

很多人常常說：「不了，我家沒錢讓我買保險。」但我們講誇張一點，比爾蓋茲如果一張保險都沒買，他的家人住院治療突然要花幾百萬，他一定付得出來。那我們呢？家裡只要有任何人生病，家庭馬上陷入困境了對吧？如果沒有錢，就買最重要的癌症險、重大傷病一次金理賠、住院實支實付吧！

雖然我們家也遇過「被保險業務欺騙」。（就是明明爸爸的身體狀況不能買新的保險，保險業務卻堅持可以，還引導我們把舊保險解約，後來卻不能理賠的爭議。當下真的氣死，我們至今還在跟保險公司打訴訟。）但不然還能怎麼辦呢？這是沒有方法的方法啊！

關於癌症，我們總是認為難以預防。不過我想再次強調，如果你們家已經有「消化道癌症、婦科癌症」等容易遺傳給下一代的遺傳因子，很歡迎你「不要照著做」，改編成自己做得到的健康建議喔！

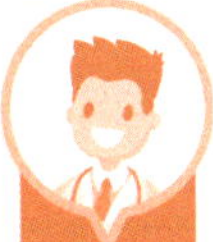

廷岳還想跟你說

有些夥伴可能是因為「不太相信主治醫師說的話」，所以上網尋找減藥方法，才剛好找到了我。我們總是不完全認同醫師的建議，這種情況很常見，但我會建議你，不妨考慮換一位「你能真正信任的醫師」，或是勇敢問問眼前的醫師：「有沒有其他選擇？」而不是直接否定他所說的一切。因為，在沒經過專業討論就做出決定時，吃虧的往往不是醫師，而是我們自己。我看過太多這樣的例子了⑤。

另外，我也預期有些專業的醫療同仁，讀完內容後想指出其中比喻不夠精確或例外之處，我完全可以理解。畢竟，這本書本來就不是醫學院的教科書，它更像是一本「勸世寓言故事」——用故事包裹健康教育，是我刻意的選擇。我選擇這樣寫，是為了鼓勵更多人信任醫療，願意開始對話。如果你願意幫我補充更完整的知識或觀點，非常歡迎你寫信到nonohu@nonohu.com。這將是我們一起守護社會健康的方式，我會非常感謝。

三代人來得及做的「止血行動」

預防臥床像是在跟時間賽跑。記得當我開始線上公益演講之後沒多久，有一個長期罹患糖尿病的病人，寫了一封信來謝謝我：

聽了你的演講，讓我感覺到被救贖。我是個長期罹患糖尿病的病人，我爸爸、弟弟全都因為糖尿病洗腎。多年來，我其實也一直處在半放棄狀態，認為自己終有一天也會洗腎，而這就是我的晚年。我很認同你強調的「做得到」的概念，是你的演講讓我覺得我還可以再努力看看。謝謝你，你所給的，已經不只是一個藥師所做的了。

我回信給他：「太好了，謝謝你的加油打氣，你一定還來得及！」這次也是我第一次領悟到「來得及」這個概念。

老實說，以現在的醫療水準，確實還是有「來不及的時候」。例如：已經臥床、昏迷，來不及告知家人想不想要插管的人；又例如：器官已經幾乎衰竭、器官受到感染必須摘除，來不及維持健康的人等等。區分來得及或來不及的階段，我覺得對各位夥伴來說是十分重要的能力。關於如何轉念，我們會在下一章〈老天爺的隨堂測驗〉詳細說明。

以下，我想簡單區分三代人：已經半癱、重病臥床的第一代；還沒臥床，但已有慢性病的第二代；以及還沒出現慢性病，覺得時間還很多的第三代。我會將這三代人拆解，分別列舉出他們各自「來得及」做的止血行動。

已經半癱、重病臥床的第一代

在這裡所謂的「來不及」，意思是指器官已經壞掉失能的時候。例如：腎臟已經失去功能，一定要洗腎才能維持生命的病人；心臟肺臟已經有多處栓塞，不大量服藥就無法避免惡化的病人；癌症末期，病患已經很不舒服，無法進食等等。

常常有這類病人的家屬跑來問我該如何減藥，其實我覺得減藥是困難的。因為我們早就錯過了「還有選擇」的那段日子。尤其這種命懸一線的時候，大部分的救命藥確實副作用都很強，但說真的，如果你很想活下來，在「活命」的面前，救命藥的副作用又怎麼值得一提呢？

但這「不表示」這一代人，就很無奈地什麼事情都不能做了。

如果我處在這種「沒有多少選擇的階段」，我認為其實還有兩個選擇：

1. **趁昏迷之前，召開家族會議，告知親密家人你的決定。**例如：後事想要怎麼處理、昏迷之後還想用鼻胃管進食嗎？趁還有意識簽署一些文件等等的臨終準備。如果你不知道臨終階段要跟家人聊什麼，第七章我們會有完整的「檢查清單」。

召開家族會議，讓家人失去你之後稍微可以好過一點，留下你的溫柔，這會是你「來得及」做的事。

2. **如果積極治療已經讓你很不舒服（例如化療副作用），能不能請家人答應你「人生最後不想繼續治療」的決定。**例如：曾有一位九十八歲的攝護腺癌爺爺，他讓太太攙扶著來現場聽我演講。他那天用他那老榮民特有的字正腔圓語調問我：「醫師說我需要化療，但我每一次都撐不完整個化療療程，真的太痛苦了，我一直吐一直吐，我想問你，我能不能不化療了啊？」他竟然笑著問我臨終的問題。

我也笑著回答他：「爺爺，你也可愛，如果是我，我九十八歲早就跑出去玩了，還看醫生幹嘛、還來聽演講幹嘛，我如果是你，我現在說不定正在西藏搭火車呢！」

爺爺奶奶同時點頭，明白了我的意思，開心地離開演講現場。

對我來說，糾結錯過的時間也於事無補。如果人生是用來體驗的，就把你最想要的樣子「完整地體驗一遍」再離開；就算人生不是用來體驗的，那也絕對不是用來看病的。

「吃救命藥」③說穿了只是一種交換，用後遺症與不舒服，交換你未來還有可能的四十年。例如當初五十六歲就得癌症的爸爸，那當然嘛，我們賭賭看，我們化療。但九十八歲，再怎麼換也換不到四十年。一旦想通了這件事情，就沒有「來不及」的遺憾了。告別積極治療，只拿止痛藥，至少我們還「來得及」好好玩一遍。

還沒臥床，但已有慢性病的第二代

還沒臥床，只有慢性病的第二代夥伴們，「來不及」的感覺就不會像第一代那般強烈。當然，這也是我出版這本書的目的：等到讓你覺得來不及，就真的來不及了。「第二代們」一樣有兩件事情要做，也就是這本書一直不停強調的：「預防健康惡化、打疫苗、做體檢」以及「如果未來用得到，現在就簽署放棄急救同意書、預立醫囑」。

其實人的身體，從器官退化的角度來看，當初絕對是製造來「使用五十年」而已的。結果，現在被我們硬要撐到一百歲（甚至我的人生夢想是活到一百二），那麼人就一定會出現慢性病。

能這樣想就灑脫多了。每個人一定都會有慢性病啊！因此，我們可以這樣思考：有慢性病其實還好，只要能不臥床，就算有慢性病那又怎麼樣？只要器官不要壞掉都「來得及」。因此，這就是「保養藥」[3]被發明出來的目的。

如果生活習慣還來不及改變，事先透過「保養藥」來延緩器官受傷的速度，絕對是件很划算的事情。保養藥是我用來稱呼那些「吃了比較划算的藥」的統稱。保養藥被發明的時候，每間藥廠都在想辦法比賽：誰最沒有副作用、絕對不能有後遺症。甚至某些「保養藥」還能幫助你提升腎臟功能或心血管功能。

如果你的人生規劃跟我一樣是維持器官良好運作，至少要讓身體機能撐到心血管疾病、癌症被全面攻克的那一天（大笑）。你可以參考我看待吃藥「划算不划算」的想法[3]。我們都還「來得及」做選擇。

還沒出現慢性病，時間還很多的第三代

很多人說：年輕就是本錢。但走進預防醫療之後我才忽然發現，大部分的什麼「腎功能」、「骨密度」、「賀爾蒙」、「腦容量」、「肺功能」等等健康資本，幾乎都在二十五歲左右達到最高峰。

我傻眼，原來超過二十五歲就不能說自己還年輕了。

我自己也有類似的體悟，大學時期，不論在吃到飽餐廳吃下幾碗飯、晚上熬夜通霄不睡覺，隔天還是可以照樣上課、打球，照樣生龍活虎；但二十五歲之後，去吃吃到飽餐廳從來都沒有回本過，連睡覺也開始睡得不好。

如果你正屬於「還沒出現慢性病，覺得時間還很多的第三代」，那太好了！這年紀用來玩樂是對的，但也別忘了累積健康資本（例如維持體重、保養皮膚），也趁年輕的時候建立健康習慣（例如戒菸，越年老越難戒；養成運動、吃蔬菜的習慣）。大部分預防醫療做得很好的國家，都是從國小教育開始培養全方位的健康習慣，效果果然出類拔萃。

總之，不管幾歲都有屬於那一代自己的任務，不管幾歲，在來不及之前，馬上開始都來得及。

預防醫療三階段——上醫、中醫、下醫

寫這本書的時候，洛杉磯不幸發生了有紀錄以來的最嚴重大火，至少摧毀了一千

棟建築物，超過兩萬三千英畝的土地被燒毀。在新聞中，有人跪著哭求市長幫忙救火，也有人從不相信政府會來幫忙，邀請整個家族穿上防火衣、拿著強力水柱，站在屋瓦上，硬撐著搶救自己的房子。

這讓我想到台灣全聯大火的新聞。

二〇二五年初的火災新聞很多，同一時間，全聯在台中的倉庫意外引起了大火，很不幸地奪走九條人命。台中市消防局長在記者採訪時表示：「目前推斷是三樓施作電焊時，電焊的火花掉落地下室，火花又點燃地下室油漆揮發的氣體、廠商施工用的保麗龍等等，因此火勢才會一發不可收拾。」

我不是工程專家，那天看到現場畫面，只有覺得心痛與可惜。但我家那位工地工人爸爸，他看完新聞之後緩緩地說：「唉，我們在施作電焊工程時，都會被老闆要求『鋪設防火毯』、『準備大量的水』、『準備滅火器』」，他補充：「如果真的有準備，如果沒有人疏忽大意，今天這場火災應該就不會這麼嚴重。」

哇，真的假的？所以這場火災，其實是可以避免的嗎？

我不知道，畢竟我不是工程專家，責任歸屬也不是我的重點。但爸爸的一句話，讓我想到了預防醫療的三個階段：**上醫治未病、中醫治欲病、下醫治已病。**

下醫治已病：等生病再治療就好了

下醫就像施工時不準備防火毯、滅火器，只是等發生火警了，再來打電話給一一九，才來逃生。這就是下醫的心態（意思是最普遍的）。

又例如：開車沒繫好安全帶，又不裝安全氣囊，反正小擦撞又沒差，等發生大車禍，撞壞了還有機會送醫急救。

你應該會覺得很誇張？

但很多人的心態確實就是這樣：洗腎那天，才知道原來自己有糖尿病；血管已經堵住全身四十％，才說自己該好好控制飲食。甚至，還有人連醫師覺得情況病入膏肓，只能開藥了，卻還認真地討價還價說：先不要開藥好不好？我願意開始運動。

在「下醫」這一階段，全都是時間金錢成本、家庭成本、健保成本花費最高的一階段。

你說，這跟健保有什麼關係？我繼續講，等等回答你。

中醫治欲病：看到病態了，就馬上治好（或控制好）

中醫的心態（意思是中等、已經算很厲害了）是：**不準備防火毯，但至少「準備大量的水」、「準備滅火器」，這樣一來，當「火花」灑落在地板上時，至少還可以馬上滅火。**

又例如：開車不想繫安全帶，至少也要裝安全氣囊，萬一撞到了，也不會太嚴重。又或者，我們定期回診檢查，發現心電圖不正常了、動脈有點堵住了，就立即找到適合的醫師、服用適合的藥、乖乖預防中風。

這雖然不是最省錢的方法（畢竟事情都已經發生了），但至少不會是最花錢的，已經夠厲害了。大部分願意回診的病患，都屬於此類。

上醫治未病：還沒生病，就全部預防

這是最聰明的行為。**例如：「鋪設防火毯」，讓火花「根本無法」噴出現場，不會引燃任何物品，火災根本沒有機會發生。**

又例如：幫車子加裝雷達感應、開車開慢一點、保持安全距離，讓自己連撞到的機會都沒有。或者，疫情期間，我們擔心新冠後遺症，所以我們打疫苗、勤洗手、戴口罩。又或者，我知道媽媽這邊一定會給我糖尿病的遺傳基因，於是，我趁還沒糖尿病，就開始學習分辨哪些是精緻澱粉食物、走路上班，餐餐蔬菜先吃等等。

你會發現：既然一定會遇到車，那就盡量不要發生車禍；既然一定會有糖尿病，那就不要讓血糖升高；既然火花一定會掉下來，那就不要讓它燒起來。這就是上醫的心態。

為什麼會發生火災？我相信沒有人是故意的，但我們事後諸葛一下，會不會我們都太大意了？我們捫心自問，「預防」真的很難做到嗎？

施工前乖乖鋪滅火毯、開車保持安全距離、學習哪些食物是好的澱粉，讓血糖降下來，真的很難嗎？是啊，既然不難，既然臥床、車禍、火災，我們都不是故意的，那我們真的有認真作好準備嗎？

如果我們早已知道「意外即將發生」，那我們這群聰明人、精打細算的人，就應該要「明知道有治療的手段，但治療手段也只是備用而已」、「就不會心存僥倖」、「就會很努力、很努力地讓自己不要面對『沒得選擇』的那一刻」。

因為，就算台灣有了健保，而且健保病床與診療費用真的都很便宜，但臥床的痛苦、家庭照顧的壓力、治療的後遺症，都是能免則免的；而陪伴家人的時間、能自在行走的自由，也都是回不來的。

預防勝於治療，這才是最厲害的心態。**健康的人可以有很多夢想，但不健康的人最後只會剩下一個夢想。上醫、中醫、下醫的差別，僅在我們的一念之間。**

但這時候，你一定會想問，奇怪，這跟「健保制度」有什麼關係？

當然有！我們的健保其實犯錯了兩件事：

1. 健保在「預防」的費用補助過少

補助過少，就表示，自費的情況比較多。

當民眾覺得「預防接種、全身體檢」都要自費欸，好貴喔，這就會造成民眾預防的意願與趣缺缺。你說，這樣的制度下，怎麼會有「上醫治未病」的心態呢？

「那就等到生病再說吧！反正診所很近、看病很便宜。」我們都是這麼想的。

於是，這又造成第二個缺點：

2.健保在「治療」的費用花費過多

目前的健保制度，簡直就是要讓民眾以為「治療很便宜」，所以「拖到最後再治療就好了」。是下醫的心態。

健保幾乎把大部分的錢花在「洗腎、糖尿病、高血壓、心臟病」的病人身上（是的，這筆錢確實該花，畢竟健康是基本人權），然後就把錢花光了。（你可以上網查健保花費排名）但你說，這些疾病真的都無法預防嗎？

舉例：**根據統計，台人洗腎的原因，大多是因為民眾不敢吃或不乖乖吃血糖藥、血壓藥**。而第二型糖尿病的主要原因，又是來自無法分辨好壞澱粉食物、無法區分健康食物、血糖控制不良。

令人遺憾的是，我們就是這樣：慢性病不敢吃藥、生活習慣改不了、醫療人員好忙碌薪水又不夠、內外婦兒科醫師人去樓空。個人的健康問題自然就雪上加霜，演變成了全國性的臥床問題。

根據健保署的「浪費健保」調查：有近八十%受訪民眾認為，自己和家人幾乎沒有浪費健保。但有趣的是，若反過來問民眾有沒有覺得別人浪費健保？結果有六七·五%的人認為：浪費的都是別人。（大笑）

既然大家都沒有浪費，既然大家的健保都是花在「治療」的費用上，那麼聰明的你，已經可以理解，我們的健保費用，都花在哪裡了吧——全都花在「治療嚴重疾病、治療不能不治療的疾病、治療治不好的疾病」上面了啊！

這時你一定會想：不是啊，也有很多醫師很愛亂開藥、亂給藥啊；也有很多病人，一年看病三百五十次，天天去找醫師泡茶聊天啊，難道他們就不算亂花錢嗎？

這就會聊到「健保總額」的點數制度。

其實咱們的健保費用，是用點數計價的，不是用新台幣計價的。健保局每年花費早就編列好了預算，不管醫師多做多少治療或開立多少藥，分配給看診醫師的總金額上限就是那麼多（例如：所有醫師總共支出了一億兩千萬點，但總金額還是只有一億元）。最後，每一點常常就只剩〇・八元、〇・七元的價值，將打折過後的點數支付給每個醫師，但健保總支出一樣不變！白話文的意思就是，醫師們和很愛看病的病人們，根本無法花掉更多的健保費用。健保總支出是不會變的，越多人去看診，只會讓付給醫師的每單位點數，越來越便宜。「插管比通你家水管還便宜」、「一顆藥比菜市場賣的糖果還便宜」就是這樣來的。

最終，健保犯了這兩個錯，導致醫療人員又忙又窮，但人民卻始終不健康的惡性循環。更慘的是，健保問題也隨著高齡化人口暴增，正在嚴重惡化。除非我們能教育更多擁有「上醫」心態的民眾或健康教育人才，才有可能改善現況。那一般人還可以做些什麼？

兩句話總結：

1. **不可逆的風險，不要冒險。**
2. **與其期待政策改變，不如我先改變。**

不論是全聯火災、洛杉磯大火，還是臥床照顧，對我來說，同樣都是「不可逆轉」的嚴重災害。

「臥床」這件事，並不像考國考一樣，考差了還可以重考、婚姻很不幸失誤了還可以離婚再婚。「臥床」幾乎是不可逆的，我爸如今能康復，跟我是不是藥師一點關係都沒有，真的只有老天爺願不願意賞臉而已。

既然如此，當你眼前即將來臨的，是場「不可逆的風險」，那就「不要冒險」。要像前面提到的那對「洛杉磯救火家族」一樣，全家人一肩扛起救火防護的任務，早就準備好了蓄水池、防火毯、防火衣。「與其期待政策改變，不如我先改變」、「與其等到健保全面補助，不如我先行選擇預防醫療」。

因為我們的「可利用餘命」所剩不多，因為我們總有來不及的時候，因為我們是擁有上醫心態的人，因為我們都想要健康到最後一刻。

很高興你成功閱讀至此，接下來第四章，我故意把寫書的初衷留到這兒——臥床照顧的「代價」。

注①：關於心血管疾病，我額外製作了一份心血管堵塞檢查表，專門檢查血管變窄、變濃稠、變硬的生活習慣。詳細「檢核清單」，可供下載來照顧全家人。

注②：失智又被我分成「生鏽型失智」、「血管型失智」、「生病型失智」。關於血管型失智的預防方法，本書已完整說明。其他預防方式，請參考連結。

注③：關於血糖藥連續吃三十年，到底腎臟會不會壞掉？止痛藥呢？請參考此處，用一張表格教你區分「好藥、壞藥」。我們會談到「划不划算」的概念。

注④：關於預防洗腎的觀念，這裡補充了「消炎止痛藥減量」的具體建議，歡迎連結參考。

注⑤：關於六大失能疾病的預防方法，如果你也想讓「高齡長輩」輕易理解，我已經把演講內容剪接好了。畢竟，你要長輩坐著把書看完也不容易，請連結QRCode。也很歡迎幫家人操作手機平版，用最省力的方法預防家人臥床。

第四章

家人健康決定你的未來——三明治世代的三大末日

「看鄉土劇的時候，總看到很多人願意為了家人去死。那他們也願意為家人變健康嗎？」故事寫到這裡，終於可以聊聊我願意花時間寫這本書的初衷。

寫這本書的時候，我一直面臨「兩難」：該把「臥床的代價」放在第一章嗎？因為這樣寫才會容易吸引人閱讀；還是先把解決方案擺在前面，臥床的代價後面再談？這樣至少能讓同為「三明治世代」的你，可以像我一樣領悟：欸，**原來家庭照顧，是可以避免的**，才不會一翻開書就馬上被嚇壞。

我當然是選擇後者：把「臥床的代價」放在這裡才談。眾所皆知，家人臥床並不是不用付出代價，代價也不只是大把金錢與時間而已。我只是不願意用尖銳的數字恐嚇你，我想讓你在面對現實以前，先釐清我們還能做什麼——就像我從不用威脅的手段，去引導我的病人改變。

但這不表示我們就不談代價了。

一群人「同時臥床照顧」的代價，龐大到令人難以想像。你想想，當大量人力資源長達八年只能被用在照顧上，那麼警備、消防、醫療，甚至是捐血量，這些多半需要年輕人的領域，全都會備受影響。

那麼「代價」該怎麼談呢？這就好比我們要去墾丁玩，既然已經知道目的地是墾丁，也知道路途中所需的交通工具可能會有計程車、火車、在當地租車。聽起來我們還缺少什麼？還缺了「起點」。

我們必須清楚理解「現在的起點，距離終點還有多遠」，才能掌握接下來還需要多努力、該學會哪些工具、多久之內一定要準備好出發，才能在「來不及」之前抵達目的地。

同理，我們將會直接用現況，模擬二百二十萬人同時臥床的未來，想像那天來臨之時，我們到底還會損失多少東西？這些損失就是我們正在討論的：代價。

你可能已經有些預期答案了！

但這一章是我特別寫給「已經體驗過臥床照顧」的你，以及「還沒體驗過臥床照顧」的讀者。尤其，如果你也跟我一樣「已經體驗過臥床照顧」，肯定可以在這裡學到東西。前面三章我們已認真地說明了：「臨終之前，不要臥床」、「避免臥床照顧」的方法。這章，我們來聊聊三個議題：三明治世代必定遭遇的三大末日；台灣現在才老，運氣其實很好；以及老天爺的隨堂測驗。

三明治世代，必定遭遇的三大末日

三明治世代，指同時需照顧年邁父母與撫養子女的中壯年族群，我們身負家庭、經濟與職場多重壓力，尤其**當台灣二〇二五年之後，走在路上，每五人就有一人大於六十五歲。二〇三九年將會高達每三人就有一人是老人，以及二〇七〇年的「將近一半都是老人」**。

有將近一半是老人？這樣一來，目前「一個人照顧一個人」的傳統照顧模式，在不遠的將來一定會遇到問題。不誇張，我將它們稱作：三大末日。

末日一：照顧人力消失

照顧需求增加↓勞動人口減少↓國家稅收降低、社福需求卻增加↓長照與政策經費面臨危機↓資源匱乏，從偏鄉開始等不到照顧資源↓三明治世代辭職返鄉照顧或無人可顧→勞動力再消失。

1. 長照補助危機

首先，二〇二五年之後，六十五歲以上退休族群必定越來越多、需要納稅的人口卻會越來越少，但需要資源的人口數，如：社會福利、勞保退休金、健保、長照等，卻會突然暴增。

如果我們只從社會經濟的層面來看，不同世代之間的資源重新分配，通常是社會運作的基礎。例如：青少年能夠接受義務教育，經費是來自於上一代納稅人的貢獻；退休長者可以領取養老金，這也是其他人乖乖納稅背後，資源再重新分配的結果。但我們現在卡住了：臥床的人無法納稅，家庭照顧者更沒辦法納稅。

這時，納稅人口越來越少、花錢的人卻越來越多，未來長照3.0、4.0、5.0，真的還有辦法運作嗎？我們真的還有餘裕，吸引更多人才加入護理師、居服員、社工師等，加入長照體系的行列嗎？在沒有預算之後，居家醫療、居家喘息的服務，真的還能繼續運轉嗎？

如果不行，我會十分擔心未來主要照顧者的身心狀態。

「想喘息嗎？目前還要排隊等三年喔！」這個標題預計出現在二〇三〇年的新聞台。

2. 勞動人力吃緊

再來，人力也是很大的問題，少子化意味著「未來更沒有家人輪班照顧」。以我家為例，我們家只有我一個小孩，當爸媽同時臥床，由我來負責照顧勢必成為「唯一解答」。更何況，六都以外的縣市，通常年輕人為了獲取更高的收入，一般都會選擇去都市找工作。

日本《國土宏觀設計2050》這樣說：每一個聚落，消費人口必須大於特定數量，百貨公司才開得起來、銀行才開得起來、電影院才開得起來。開得起來，才會有工作可以做。例如：一般診所、郵局、小吃店的營運標準是周邊至少要有五百人。

沒有人，就沒有事業；沒有事業，就留不住人。

如果你有加入臉書的「餐飲者老闆社團」就很清楚，多年前台南、雲林的老闆早就大喊著：為何月薪已經高於一般行情，卻沒人來應徵？也因此，就算有人真心想留在家鄉創業、為家鄉盡一份心力，但這些用心的老闆也很難找到員工。最終更開不起店家、留不住年輕人。

這就表示，整個台灣即將從鄉村開始老去。又因為女性的平均壽命高於男性，獨居的高齡女性，也將會從鄉村開始大幅成長，失智幅度亦隨著獨居增加。

在極度高齡化的時代，可別以為只要不停地存錢存錢、納稅納稅，整個長照系統就能夠運作起來。**當大量人力資源，長達八年只能被用在照顧上，其他警備、消防、醫療、甚至是捐血量，這些多半需要年輕人的領域，全都會備受影響**。畢竟「人力」又何嘗不是「照顧資源」的一環呢？

沒有人力的未來，國家也不可能長期聘請「幾百萬位外籍人力」來輔佐所有生活起居、長期照顧，不可能。例如：當初台灣還有泰國看護，等到泰國經濟也成長到一定的程度之後，泰國人也不來台灣了。更何況，大量引進外國人力之後的影響呢？警備、消防、醫療等領域，會願意接受外國人力嗎？

還有，現今政策規定，臥床病人必須接受連續六個月的照顧之後，才能申請外籍看護。這段空窗期，不論是選擇「居家照顧服務、日間照顧服務或家人自己照顧」也全是人力的耗損。

簡言之，臥床照顧並不是只有影響整個「家庭」而已，再過幾年，就會因為沒有人力，而造成台鐵捷運班次減少、病床數門診數量縮減、滅火救災要輪流排隊等等。最終，等到臥床人數膨脹到超過某個上限，不光是照顧者們，所有人都會被長照困住。整個台灣都會陷於泥沼而動彈不得。

在超級無敵高齡化的台灣（我甚至已經不知道怎麼形容了），我們很可能只能仰賴老人照顧老老人、高血壓照顧中風患者，糖尿病照顧洗腎病人。不然就大家一起臥床，一起躺著乾瞪眼吧。（這就是為什麼預防臥床那麼重要。）

3. 機構資源要排隊

這時你可能會想，下一代沒辦法照顧，不然我多存一點錢，住進安養機構？

這條路也不容易。

根據台灣智齡科技出版的《智齡數據報告2025》：在三大類長照服務中，住宿型機構（病人住在機構內）、日間照顧型機構（病人僅白天接受照顧）、居家服務型機構（機構人員上門服務），全台皆呈現資源不夠或分布不均的情況。例如：日照與居服型機構集中於六都，數量遠高於偏鄉及離島地區。

「想要住安養機構，有錢也是要排隊。」二〇二三年就有新聞報導：失能者如需入住住宿型機構，等待時間短則三個月，長則一年以上。不光是政策因素，台灣照服員人力短缺、地狹人稠沒有足夠的空間建置機構等等，其實都是問題。

那你說排隊等待的這一年，臥床病人該怎麼辦？

只能由你回家照顧了對吧？

是的，長照補助出現危機、人力吃緊、所有資源都要排隊、一個人照顧一個人。

這時就只能由你回家照顧了。

請仔細想想，「當自己臥床之後」，由誰負責照顧我；再想想，「哪一位家人臥床之後」，是由我負責照顧。

很明顯的，長期照顧之後，我們都將面臨龐大代價，所有人都會受到影響，沒有人是局外人。

這還只是第一個世界末日。（再次強調，這就是為什麼預防臥床那麼重要。）

末日二：家庭消失

長輩臥床→青壯年辭職照顧→家庭收入驟減、支出暴增→青壯年無力結婚、生育延後→少子化惡化成無子化→未來照顧人力斷鏈→壓垮照顧者情緒與經濟→家庭功能崩解。

1. 少子化變成無子化

一言以蔽之，如果繼續讓青壯年世代「忙著照顧」，只會讓未來更沒有照顧人力。

你想想看，上一代已經晚生了，結果這一代更晚生。所以當爸媽七十歲需要被照顧的時候，大部分的年輕人才剛存到結婚基金，正在猶豫要不要生小孩。如果爸媽臥床同時，還有小孩要養，那肯定是蠟燭兩頭燒。你說你還有房貸？我看蠟燭直接燒斷了吧？（我也頭痛）

同時間，若爸媽沒有太多存款，我相信年輕世代的這筆結婚基金、育兒基金也很快就要花在全家人的醫療花費上了（看護、交通、辭職照顧）。看到這裡，如果是你，是不是也不敢生小孩了？

一樣以我們家為例子。爸爸生病之後，我們家少了爸爸的薪水，同時增加了額外支出。這花費不只是表面的「醫療費用」而已：除了看護、醫療、交通等直接費用外，還可能包含輔具輪椅、無障礙設施改裝、液體營養素或固體食材調理、生活耗材等等隱藏支出。爸媽住院時，有時候還想要買點飲料或禮物送醫療人員，這些也都是成本呢！平均下來，每月六至七萬的照顧成本，真的都只是「基本盤」而已，預算根本無上限啊！更別說兩個人若同時臥床，這筆費用就是乘以二。

另一方面，照顧者與其他家庭成員的經濟也會受到影響。例如：跑業務的人可能開始績效不佳、做行政職的人必須常常請假；還有些人被迫辭職、被迫提早退休，或轉為「減薪」的兼差照顧，或失去退休金、失去勞健保。根據數據統計，台灣高達十分之一人口，有二百二十萬位上班族正在面臨照顧失能長輩的壓力，其中六成五還曾考慮「辭職照顧」。

根據行政院的調查報告顯示：家庭照顧者通常不是配偶（三四．八％）就是子女（四九．三％），或是子女的配偶（七％）。說真的，情況已經很明顯了，很多年輕人把結婚與生小孩擺在一起看待，只要不結婚，就有理由不用生。於是台灣的結婚率下降，低到已經與離婚率一樣高。二〇二四年，台灣生育率依然「世界最低」，甚至首次出現「龍年出生率低於虎年」。

晚生、更晚生，或者乾脆不敢生，只會演變成更沒有照顧人力的未來。**尤其，「沒有下一代的未來」是難以逆轉的。因為每一戶家庭最高生育數，想必就是「那麼多」。以及，女性適合的生育年齡，也就只有「那段時間」**。總有一天，一定會發生「就算鼓勵生育率，也無法逆轉高齡化」的局勢。

等到家庭消失、等到二〇五〇、二〇七〇那年，你我都臥床了，可能也沒有人幫忙照顧了。

但問題還沒結束。

2. 照護殺人

據家庭照顧者關懷總會（簡稱家總）統計，二〇二三年媒體報導的照顧殺人事件達十四件，死亡人數達二十四人為歷年最高。家總祕書長陳景寧在採訪中表示，長照悲劇的發生原因不單單只是長期照顧壓力大，應該還涉及家庭、經濟等多面向因素。

早就「超高齡化社會」的日本，在老老照顧、離職照護，以及同時照顧兩人以上的「多重照顧」方面，已經是現今家庭的日常。與此同時，照顧者終結家人性命的事件，也愈發頻繁地發生。日本非營利公共電視台NHK，在二〇一五年挨家挨戶地採訪了《我殺了我的家人：「照顧殺人」當事者的自白》一書中的個案：五十多歲的兒子開始照顧家人的兩個月後，用電線勒死罹患失智症的母親；育有三名子女的四十多歲單親媽媽，將失智症的母親毆打致死……等等故事。

關於台灣的故事，我就先不說了。

在前述二〇二三年的十四件照顧悲劇事件中，有七件是「五十歲子女照顧七、八十歲長輩」、四件是「八十幾歲父母照顧身心障礙中年子女」、三件是老老照顧。簡直與日本一樣。

是的，當長照資源不足、照顧人力吃緊、機構資源要排隊、少子化變成無子化、家庭經濟壓力沉重、一個人照顧一個人、照護殺人……「家庭」這個詞，就會漸漸地從台灣消失。

講到這裡，聽起來真的很慘吧？為了舒緩你的情緒，我在書末附錄收錄了常用的「照顧者支持資源」、「照顧者可能會用到的資源」，希望能多少幫助到你。

我必須強調第三次，這本書不是要寫來嚇你的，請立刻把「照顧好家人」寫進記事本。也請參考下個段落〈台灣現在才老，運氣真的很好〉。

末日三：產業消失

人口負成長＋技術與管理人才離職返家照顧→勞動力萎縮→技術斷層、人事成本上升→企業競爭力受創→國家經濟動能減弱→全產業結構性風險。

台灣自二〇二〇年起正式進入人口負成長，每年出生人數持續少於死亡人數，總人口數穩定下滑，未來台灣人口已不再是「兩千三百萬人」。少子化的最直接衝擊，就是勞動力逐年緊縮，產業接班人、技術傳承人手也會越來越少。

在這樣的結構下，如果我們還要臥床照顧，就會再進一步波及企業核心動能。例如：四十到六十歲，正值經驗與技能最成熟的技術人才與主管階層，若因照顧責任不得不提前退休、請長假，將使企業面臨技術斷層與管理真空，使整體產業競爭力嚴重受到重創。另外，這些熟悉企業運作的職員如果一定要離職照顧，公司又得重新找人補位培訓，絕對又是一大筆人事成本。

一樣用日本當例子，日本政府近年意識到企業員工照顧離職的風險，與企業發展出一套「介護休假制度」——要求企業必須提供請假照顧家人的員工，在請假期間還能獲得每日三分之二的薪水補助。此外，在休假天數用完後，還有縮短工作時間、在家工作等配套方案。

然而，實際申請的人數卻不到百分之十！許多上班族擔心請假會影響「晉升機會」，另外，當家人臥床時「就算你人在上班，一顆心一定還是懸在醫院」。甚至，很多人這樣想：如果真的辭職回家照顧，照顧八至九年之後，年長的自己想再找工作將變得更困難。

產業出現危機、經濟出現危機、納稅人數銳減、政策資源限縮……我想我也解決不了。當台灣也成為世界最老，日本曾經的所見所聞，都會變成台灣人眼前的現實。

確實是末日對吧？這就是長照的代價，三明治世代很快就會遭遇的三大末日。

還記得二〇二一年十一月，我在部落格公布了〈台灣將成為世界最老！不敢生＋扶養兩老是什麼樣的未來？即將打敗年輕世代的「三個末日」〉這篇文章，至今已經三十多萬人點閱，**結果大部分的留言都是：拜託了，安樂死快點合法化。**

我能理解這些夥伴留言的心情，因為我也曾經是照顧者。但對我來說，安樂死、存照顧基金，全都不是整件事情的重點。就算安樂死合法、錢可以消極地解決臥床照顧問題，但是陪爸媽的時光、爸媽健康的那段日子，絕對都是買不回來的，不管你存幾百萬都沒有用。

更別提，昏迷不醒的人根本無法「安樂死」（詳見第五章）。

二百二十萬人臥床，並不只是一件事；而是有人臥床這件事，發生了二百二十萬次。這樣一來，我們為何不「救一個，是一個」。就算時間真的不夠我們影響二百二十萬人，若只能預防一百五十萬人臥床，事情有沒有好轉？預防一百萬人臥床，事情有沒有好轉？

當然有！而且跟「什麼都沒準備的現在」相比，環境還好得不得了。

雖然我的個人意見並不能代表全台灣人的集體意見，但「不要讓全家人臥床」這件事，絕對比存入第一桶金、有沒有考上台大、家人有沒有留下遺產，是更重要的人生大事。**因為家人健康不健康，幾乎關係到你能不能為自己安排未來。**

千萬別忘了我們不停強調的：有八二%的臥床疾病是可以預防的；想健康到最後一刻，就是這兩件事：「臨終之前，不要臥床」、「臥床之後，好好離世」。

簡單說，**總有一天，我們都必須為「他人的不健康行為」付出代價。**

我想做的，就是教育每個人都能把自己的爸媽照顧好。每個人只要照顧好自己和爸媽，一共三人，我就不信「全世界最老」的舞台劇，我們還能演得多難看。

對我來說，醫療人員應該是最適合成為「引導人們變健康的顧問」，而不只是開藥、督促病人乖乖吃藥，或要求病人服從命令的職業。尤其每次看診的時候，若能馬上給病患一句「實用的建議」，例如說：「這個健康習慣不適合你，但換成另一個就適合你了，你回家試試看。」我想，一定可以減少許多不健康或臥床的人。

就像律師在幫一般民眾閱讀所有的法律書籍之後，用白話文告訴民眾：這個法條不適合你、這法條適合你，這樣你訴訟才會贏。你看，這不就是最有效率解決問題的好辦法嗎？

但不幸的是，律師為你諮詢有錢賺，而醫療人員為你諮詢什麼都沒有。甚至，隨著給你的時間越來越多，提供給其他人的看診時間就會越來越少，排隊的人龍也會越來越長。搞到最後，被病人申訴、挨主管罵的人，還是辛苦的第一線醫療人員。

要我責備他們我是做不到的。但這樣還能怎麼辦？像這樣系統性的問題，我有一個好方法：做大眾健康教育。尤其很適合台灣。

台灣現在才老，運氣其實很好

日前，我獲得日台交流協會的全額贊助，成為長風基金會所篩選的「台灣十位青年代表」之一，前往日本參訪內閣府、自民黨，以及長野縣地方政府（全日本最長壽的縣市）、地方創生協會等等好地方參訪。

我發現了一件事情：台灣很老，但運氣也很好。

講個故事給你聽。

日本從二〇一一年開始人口負成長，只經過了九年，二〇二〇年就有超過四分之一的人口年齡超過六十五歲。簡單來說，如果日本政府從「人口負成長」那年開始準備變老，那他們也只有九年的時間宣導預防醫療。

但問題來了，你還記得二〇一一年嗎？——沒有人使用「智慧型手機」、「網路」、「手機App」這些技術。就算有，這些技術也根本沒辦法普及六十五歲以上的人口。日本全國上下開始老化那的一年，網路不但還沒開始大量使用、手機也還沒上網功能，更別說教長者怎麼使用QRCode、怎麼用線上視訊等軟體傳遞必要資訊。

所以，那時候想要做好任何預防醫療宣導，或執行任何健康政策，就只能仰賴非常有系統的「執行人力」、「中央地方合作溝通」、「與時俱進的法規」，才有辦法做到。

好難啊！

但台灣可就不一樣了。台灣自從二〇二〇年人口開始負成長、即將邁入高齡化社會，結果就遇到疫情——長輩突然學會怎麼用QRCode（畢竟要實聯制）；民眾突然變得很在乎健康，更注重飲食；還因為隔離，一家大小突然都學會了怎麼在「線上」學習新資訊、購買線上課程、跟著直播網紅一起運動……

最了不起的是，醫療人員開始拍短影音，眼睛看不到字的長輩可以選擇聽線上廣播節目（Podcast）、YouTube有一堆免費運動影片可以看。還有還有，從二〇二二年開始，我們還有人工智慧、機器學習、汽車自動駕駛的加入。

你不覺得，台灣現在才老，運氣真的很好嗎？

雖然，台灣開始人口負成長的這幾年，馬上就遇到疫情，很多人失業、大學不斷倒閉、離婚率節節高升、出生率逐年降低，失去了諸多「預防醫療」的準備時間，真的很慘。但就是這幾年，什麼很糟的事情都被我們遇到一遍了，也讓我們「被迫」什麼都要學會。

塞翁失馬，焉知非福。我也是趁著疫情那一年比較有空了，才開始將環島演講的經驗寫進部落格，跑去考衛教師與健身教練等等執照。是一切的「不幸」，才讓今天的我，有機會在這裡跟你分享「預防臥床」的技巧。這也該算是台灣運氣最好的事情之一啊！（大笑）

我們這一代，確實會遇到這些不幸的未來：長照補助危機、照顧人力吃緊、機構資源不平均、少子化或無子化……以上我根本沒能力去挽救。我只打算這樣做：繼續演講、寫書、錄製廣播節目、設計臥床預防懶人包、製作外籍人士也看得懂的藥袋、將照顧者的經驗轉成線上課……等等，多多利用那些民眾早就在使用的平台，讓家庭健康與預防醫療的總總知識，好懂、好用、好分享。

我們將一起藉由大眾傳播，一傳十、十傳百，百傳到一百萬，**在二〇三〇年之前，讓台灣至少三百萬戶家庭，每一戶至少有一個人，預防家庭臥床、引導家人改變。**你也屬於那三百萬分之一。

台灣，真的還有機會，比日本老得更好看①。

老天爺的隨堂測驗

我常常覺得，慢性病，是老天爺給的隨堂測驗。舉個例子：裝熱開水。

每次裝熱開水的時候，如果要裝溫熱一點的水，我都是按照「溫水、熱水、溫水」的順序來裝。而不是單純地「先裝溫水，再裝熱水」。因為照這樣子按下來，等飲水機最後停止出水的那瞬間，出水口裡面就不會有「殘留的熱水」燙到我的手，而且就算滴下來任何水，也只會流下溫水，絕不會燙傷下一個裝水的人。

聽起來很合理對不對？但我媽、我老婆，常常都會覺得我這步驟非常多餘：「反正我每次都有注意」他們總是這樣告訴我。然後依舊在「按完熱水之後」，就伸出手就要拿起保溫杯。

「沒關係，那由我來幫你裝水好了！」一直以來，都是由我來幫忙家人避開風險。結果「溫水、熱水、溫水」這動作，我至少重複了兩百次，而過程中，一次問題也沒有發生。

但就在某一次，我去嘉義公益演講，正當我在民宿客廳裝水的時候，明明已經確認飲水機「停止滴水」才伸出手拿回我的保溫瓶，沒想到飲水機竟然在停止滴水後的片刻，當我的手已經伸到出水口下方，它才慢慢地把出水口的「餘水」一口氣排了出來，然後整個淋在我的手上（不是幾滴而已）。

如果我沒有養成長期以來的習慣，這次隻身一人跑到偏鄉演講（四周沒有任何診所），我不但會被燙傷，甚至還沒有任何急救或舒緩的手段，情況一定非常嚴重。又或者，沒有跟我相同習慣的人，遇到這台機器也「鐵定」會被燙傷。

故事講到這裡，你不覺得這次裝熱水的過程，簡直就是老天爺突然給我的隨堂考驗嗎？

我覺得老天爺啊，搞不好是個推崇自由學習的國小老師，平常隨便你去體驗人生，隨便你想去操場玩泥巴、挖鼻孔、耍大龍炮，都沒差！但偶爾，就會來一次性命攸關的「隨堂測驗」，一次定生死！

考得過，你人生之路就可以繼續走；考不過，你的人生也就停在那一天了。

每次遇到這類「大考」的時候，沒考過，很多人就會抱怨：「只是我運氣不好啦，我明明就很注意了，我真的有盯著飲水機看，結果他還是太晚排出熱水，是這台飲水機害我燙傷啊！」

又或者說：「『不是我的問題呀』我就是『照我平常這樣做啊』，而且『我平常都沒有遇到問題啊』，所以這不能算是我的疏忽啦！」等等。

好吧，被水燙到還好，因為皮膚受傷還可逆轉。但如果是腳趾截肢、腎臟壞掉、大腦血管堵住、眼睛失明、變植物人等等這類「不可逆又死不了的重大疾病」，老天爺直接宣布你出局了，那你再怎麼怪東怪西也沒有用了。

這就是「慢性病」平常讓人沒有感覺，卻必須控制的意義啊。

環島演講的我，看盡了人生百態，「是不是你的問題？」我覺得一點都不重要。我唯一在乎的事情就只有，老天爺給的大考，你考不考？想考？那你會不會過？

考得過，人生之路就可以繼續走；考不過，人生也就停在那一天了。

這時候一定有很多人想反駁我：「你看看你，廷岳藥師，你自己說平常都不會去威脅病人的，結果現在竟然開始威脅我們了，你看看你！」

其實不是的，我並沒有威脅你，我只是看過太多像這樣的人，而發自內心地覺得

「很可惜」。

就像曾經有人告訴過我：

不會啦，騎車到對面，一下子而已，不用戴安全帽啦！（然後就出車禍了）

不會啦，心臟常常在亂跳，很正常啦，等一下就不會心悸了。（然後就中風了）

不會啦，才返鄉回家一天而已，我不會把新冠肺炎傳染給家人啦！（然後家人就確診過世了）

這些人，沒有一個是故意生病、故意傳染疾病給家人的。同時，他們當然也覺得自己很小心，只是跟平常一樣，絕對沒問題的！但他們也在那天，沒有通過老天爺給的考驗。這讓我有了以下三個體悟。

關於人生的三個體悟

1. 如果「改變」這件事，家人會嫌麻煩，那我會閉嘴，全部由我來做。直到有一天他們也想跟我一樣，自然就會跑來問我。但我必須成為先改變的人。
2. 老天爺時不時就會給出一次「隨堂測驗」，考過了，人就沒事；考不過，人生之路就會越來越難走。別等到沒得選擇時才做選擇。

3. 醫院裡所有躺著的人，除了那些真心不想活的，沒有人是故意讓自己生病的。包含那些說自己沒時間去體檢、說心律不整沒關係、說騎機車鑽來鑽去很正常的人，這些人，都沒有人會故意讓自己生病，但他們都還是生病了。

我常常說（包含在曾寶儀、鄧惠文醫師的節目專訪我也這樣講）：**想要預防臥床，越簡單的事情，越要認真做，例如：呼吸、吃飯、喝水、走路、睡覺。**生活中的每件小事情，我們都要很用心地做。就算這一百次的好習慣，前面九十九次看起來一點用都沒有，但惡魔總藏在細節嘛，壞習慣總會在你最放鬆最放鬆的那一刻，害死你；好習慣則可以幫助你躲過一次大風險。

人生很短，我還有很多事情想做。生、老、病、死，雖然無法掌握，但臥床、疼痛、疾病，還是能「盡力」排除在我的人生藍圖之外；當然人生也很長，已足夠我們「盡人事，聽天命」，尤其盡人事還被擺在聽天命的前面。

我爸總說：「那是因為你耳提面命，不然一般人才不會有這樣的意識。」

好，請容我再提醒一次：你已經準備好迎接高齡化社會了嗎？老天爺的大考，來吧！來不及預防臥床也沒關係，下一章我們就來聊聊「臥床之後，好好離世」的準備。

注①：在這裡鼓勵閱讀至此、竟然還沒有放棄的你，上網搜尋並訂閱「減藥藥師胡廷岳」的臉書粉專、「減藥的說」線上廣播節目，並且回到購書管道發自內心地評價這本書，讓我們的信念被更多人看見。

PART

2

臥床之後，好好離世

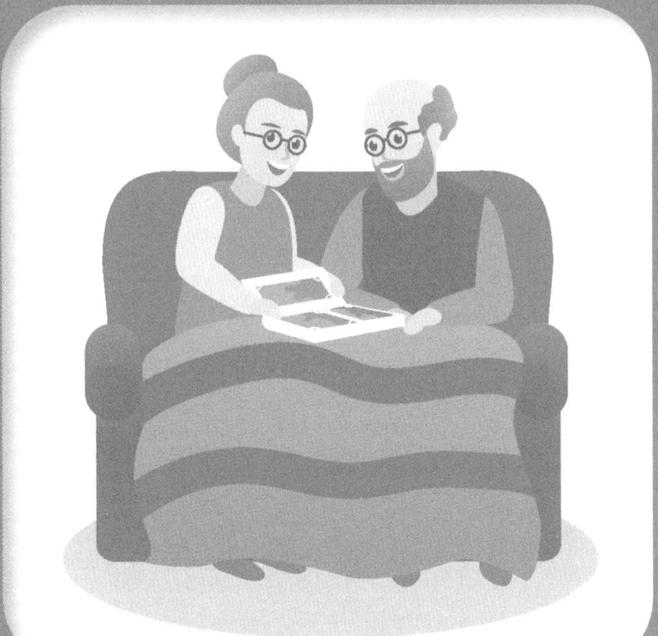

第五章

想「放棄急救」嗎？
「情境決策」
助你完成善終

是的，你很可能已經交代家人「時機來臨時，一定要簽放棄急救」對不對？

抱歉，其實你很有可能無法實現。

我是支持「放棄無效維生治療」的醫護人員，說不定連我都無法成功做到。預防臥床確實有來不及的時候，來不及之後我們下一步該考量的就是：「臥床之後，好好離世」。我們即將在以下三章討論該怎麼「成功達成善終」。但反過來說，為什麼台灣成功善終的案例聽起來那麼少？臥床的人為何又要躺八年那麼長呢？這背後的問題，也許「不是」任何人刻意為之。

「請不要救我」為何沒有成功？

舉個例子：假設，你們家六十九歲的阿嬤，上樓時不小心失足跌倒了，整個人從一樓半摔到一樓，撞到頭，暈了過去。你說，阿嬤六十九歲而已，人只是暈了過去，要叫救護車嗎？

要，當然要！

送到急診室之後，醫師問你：「你是家屬嗎？通常這種跌倒撞到頭的情況，都需要插管、開刀，開刀有可能會好轉；不開刀就是放棄急救。」我問你，這種情況要或不要插管開刀？

還是要吧？六十九歲而已耶？要不然剛剛還在跟我聊天、身體明明很硬朗的阿嬤，人就走了耶？

但很可惜，經過醫師插管手術，幾週之後，病人還是沒有醒來，經醫師確定診斷為植物人。

「那那那，麻煩請你幫我們拔管啊，我要簽放棄急救同意書啊！」

「哇，不行啊！」醫師很苦惱地回答：「根據法律定義：植物人的器官都還在正常運轉，並不算是『末期病人啊』。」醫生繼續說：「而且也有躺個幾年醒過來的案例呀！現在啊，不行隨便幫植物人拔管，拔管是有殺人刑責的啊。」

慘了，究竟阿嬤的案例，是躺一年就醒來？還是二十年的長期照顧？沒有人知道。但家庭照顧的擔子，就是像這樣突然降臨到你身上。你會發現，沒有一個人想要不得好死，甚至大家也常常說：「到時候，請絕對不要救我！」

但是，**「不得好死與好死之間」灰色界線超難拿捏**。你說，我阿嬤哪天已經活到一百二十九歲了，可能得肺炎了、跌倒了，這時候我也許心裡有數，嗯，阿嬤的時間已經到了，「我們同意放棄急救。」但你說阿嬤如果是六十九歲，今天只是小小摔了一跤、一個小車禍擦撞，這還是要送醫吧？總不能不救吧？結果，急救失敗了、臥床了，而且都是「臥床很久後才知道，原來要臥床這麼久」。

除了神仙，誰有把握自己的家人是「將死之人」？

誠如我一個呼吸治療師好友告訴我的：**「如果你沒有遇過『簽署放棄急救的那個時候』，你就不會知道，害怕做錯決定的自責愧疚，我們沒有人能扛得住。」**簽署之前，每個家人都有不同意見。而通常「繼續救」的聲音，會吵贏「不要救」的聲音。因為躺在眼前的，是還有溫度的家人啊。

我在偏鄉公益演講，每次提到「預防臥床」時，總會有男性長輩「聽起來很灑脫」地跟我說：「反正死就死了啊，死也沒什麼。說到底，糖尿病高血壓有什麼好控制的呢？」

「哈哈哈哈，對啊，但**最怕的就是死不了**吧？」我回答。

但這時候又有另一個聲音出現：「唉，都是因為台灣政府『安樂死不合法化』啦！可惡，我又沒辦法像傅達仁那樣，花三百萬去瑞士，唉，老了就是沒用，連累家人啦！」

這又是一個誤會。**安樂死，其實是給有意識的人啊！**我們必須像傅達仁能親口說出：「我同意安樂死」這幾個字，還能夠有自主意識地「飛到瑞士」。像這樣的人才能被法律認同安樂死。

所以，剛剛說的植物人情況，有可能安樂死嗎？或嚴重失智無法回應、又或者完全昏迷不醒的家人，有可能站起來跟你說，我想要安樂死嗎？**很明顯地，善終這條路，請家人簽放棄急救（DNR）有疏漏、安樂死也有疏漏。**善終這張網，對於台灣民眾而言還破了一個好大的洞。身為普通老百姓的我們，目前只剩唯一一個方法：**簽預立醫囑（病主法）**。

等等，先別急著闔上書本。（笑）

我簡單把「預立醫囑、放棄急救、安樂死、安寧緩和醫療、斷食善終、舒適飲食」，整理成表格講給你聽（如表5-1）。在表格之後，我也設計了常見的「情境」，提供你理解遇到時可以運用哪些「決策」（見第一七二頁）。

六項善終解決方案

想善終，我們還缺少什麼？除了「健康到最後一刻，不要臥床，就不會有臥床的問題」之外，人啊，百密必有一疏嘛。就算三高都控制得很好，但不小心出意外臥床的可能性還是有的，所以我總要先把自己的想法寫下來，證明我之前有說過、我本人確定要這樣做，而這東西就叫做「醫囑」。

下頁表5-1分別是：**預立醫囑**、**放棄急救**、**安樂死**、**安寧緩和醫療**、**斷食善終**、**舒適飲食**，六者之間的對照清單，表格後面會再詳細解釋。

表5-1　善終選擇對照清單

預立醫囑（病主法）

- **費用：**要收費，大家都喊貴，目前有條件免費[①]。
- **決定人：**病人本人。
- **適合對象：**末期病人、不可逆轉昏迷、植物人、極重度失智、其他已公告重症。
- **適用範圍：**範圍最廣，且依法，醫師必須照著執行。
- **好處之一：**趁清醒時，隨時都能反悔、調整或改變。而且還能指定醫療代理人（不一定要是家人），來阻止其他家人反悔或改變心意。
- **好處之二：**執行前醫師會問代理人要不要調整，或直接依照病人當初寫的意願執行。（後面會有更詳細解說）
- **缺點：**需自費；且須說服家人一起去現場聆聽；簽署日期通常在平日，必須請假；醫院也因人力不足很少主動推行，因此目前門檻極高。

放棄急救（DNR）

- **費用：**不需收費。
- **決定人：**本人昏迷時，醫師會請家人決定（然後家人就會吵架）
- **適合對象：**末期病人（其他植物人等例外，都不適用。）[②]。
- **缺點：**須注意「很多灰色情況」無法被診斷為末期病人，根本無法簽署放棄急救，於是臥床照顧就是這樣發生了。

安樂死

- **費用：**需要去國外執行，目前在台灣尚不合法。
- **決定人：**本人。
- **適合對象：**必須是「意識清楚」的病人（沒有自理能力、自主意識的人，都不行。）
- **缺點：**花費幾乎是所有善終選項中最貴的，執行前也是有嚴格的條件審查。

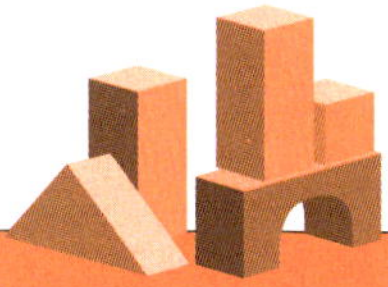

安寧緩和

- **費用**：有健保給付，其他通常是車馬費、特殊藥物等費用。
- **決定人**：本人與家人、醫療人員。
- **適合對象**：末期病人（其他植物人等例外，都不適用。）
- **好處之一**：可以自由選擇在家、在機構中，或在醫院裡安寧，目的是「不痛苦到最後一刻、把握珍貴時間陪伴家人，不用再浪費時間跑醫院」。
- **好處之二**：上網找，你就會發現台灣竟是全球前幾大推動安寧的國家，經驗相當豐富。如果你感到很害怕，認為安寧就是放棄，也許抽空詢問安寧相關醫療人員，會是個好選擇，也可以詢問醫院裡的社工師喔！
- **缺點**：目前整個社會氛圍，都會讓人以為安寧「只是等死」，而不敢去選。但安寧其實才是減藥的最高境界，後面有更多介紹。

斷食善終

- **費用**：不需費用。
- **決定人**： 自己或家人，目前是走在法律邊緣。
- **適合對象**：請參考下個欄位「舒適飲食」。
- **備註**：幫家人斷食，對我來說真的很難。如果病人渴了、餓了，你突然給他再吃一口，他接著又可以再多活幾天。另外，有時候美食端到病人面前，他是會看、會想吃的，只是嘴巴僵硬張不開而已，通常這樣的病人還是可以有其他食物選擇。如今照顧者多會以為直接給病人完全不吃就算是斷食。如果是這類情況，我真心推薦你先參考下個欄位「舒適飲食」。
- **缺點**：有學者觀察「斷食後期」病人的腦波，發現病人可能是在極度痛苦的狀態下死亡，只是病人無法表達而已。這個研究也許提醒我們，執行「純斷食」前應該納入考量。

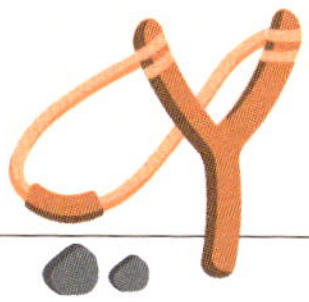

舒適飲食（由口進食）

- **費用**：有健保給付。
- **決定人**：本人、家人或醫療人員，完全合法。
- **適合對象**：意識清楚的病人、符合安寧條件的病人、末期病人（其他植物人等例外，不適用，除非已簽署預立醫囑。）
- **好處之一**：執行過程類似「斷食善終」，只是名字取得不直覺。其優點是，強調不使用鼻胃管、由口進食。當病人已經無法進食時，還有醫療人員協助施打止痛藥、口腔內塗一點蜂蜜（多少會舒服一點）。
- **好處之二**：舒適飲食不會刻意執行其他積極治療。只會「病人餓了才吃，並且由口進食」、「病人不想吃，就不特別給食物」、「渴了才喝水、不渴就不喝水」等等，直到善終[3]。可以融入安寧計畫的一部分。
- **缺點**：就算維持「渴了才喝水、不渴不喝水」、「餓了才吃、不餓不吃」，病人還是有可能活很久。邏輯上，臥床時間會比更嚴格的斷食善終還要久。而且由口進食的量，正常來講原本就會「越來越少」，家屬可能要做好病人日漸消瘦的心理準備。

注①：二〇二四年七月更新：預立醫囑諮商與簽署費用，以下對象可以免費：1.符合安寧緩和條例末期患者、2.有自主行為能力輕度失智症患者，以及3.「難以忍受、無法治癒疾病」。詳情變動請致電諮詢醫院。如：免費簽署條件、假日或二等親以視訊方式參與諮商。

注②：末期病人的定義：由兩位醫師判斷為「不可治癒」，且有醫學上之證據，近期內病程進行至死亡已不可避免者。

注③：「斷食善終」與「舒適飲食」在醫療界已爭吵很久。我自己也沒有明確答案，只能公開細節交給家屬自行選擇。又或者，我們不如趁家人還有意識的時候，問問他「想選什麼」然後寫下來，這樣就沒有爭議了。這時候就會用到「預立醫囑」。

預立醫囑（病主法、病人自主權利）

關於預立醫囑的價格、哪裡可以申請、什麼時間可以申請，市立聯合醫院的網站都寫得很清楚[4]，這裡就不再重複。我想我不如解釋一下「過程」。

還記得，我帶著家人去簽署預立醫囑的時候，醫師詳細地向我們介紹了昏迷與植物人的差別。他說，昏迷的人眼睛是閉起來的，而植物人的眼睛卻是睜開的。因此讓人在面對後者狀況發生時，感性上多會覺得「他還活著」，然後捨不得讓他離開。另外，醫師也提醒我們，我們總說嚴重失智就不要救了，但隨處大小便的失智症家人，有時候卻可以像迴光返照一樣對答如流。哇，那怎麼辦呢？

是的，有時候，生命末期不一定如我們想像中的死氣沉沉。

所有人都無法猜到你心中的答案，這就是「帶著家人，一起去簽預立醫囑」的意義。預立醫囑有以下重點：

1. 除了費用之外，預約當天，我們還必須帶上一位「二等親以內」的家人、一位醫療代理人（此人不一定是家人），兩者不能為同一人，含本人至少要三人。帶上家人是為了未來不要有爭議、可以同時作為法律見證人；代理人是為了之後有你信賴的人可以幫你做決定。雖然麻煩，但看到現在你就能明白，為了避免未來多方角力的爭議，我們實在沒有更好的選擇。

2. 你繳的費用，大部分都花在「醫護人員要花很多時間，向你解釋善終有哪些選擇」：當你昏迷不醒之後，插管多久之後才能幫你拔？到時候要不要打針或輸血？就算插管了，這管路多久要幫你換一次等等，諮商過程全都會問你。雖然有些人會覺得「都可以」，但當天還有很多「人性一定會猶豫」的例子。這就是為什麼無法直接線上簽名，必須實體面對面才能處理。

3. 找其他家人一起報名、一起簽署，諮商費用會壓低許多。尤其每個月「台北市聯合醫院」，時不時會有團體諮商的活動，團體諮商每個人只要八百元。只是人數有限制，自認為手腳快的人，可以追蹤「冬瓜行旅（小冬瓜）」與「減藥藥師 胡廷岳」粉專，先搶先贏；搶不贏的人請直接跟醫院報名。

4. 簽署的過程中，醫師也會把家庭的經濟能力納入討論，例如：治療一陣子再放棄的成本vs.直接完全放棄的成本。總之，諮詢內容詳細到讓我覺得兩千元～三千多的價格，還可以額外攜帶兩位家人一起簽署，其實異常划算。

講到這裡，你應該已經能理解，家人在幫你「簽署放棄急救的當下」是多麼的擔心、害怕、自責、愧疚，且必須承擔法律責任。所以為了家人，鼓起勇氣簽署預立醫囑，絕對是一件很溫柔體貼的事。

其他關於預立醫囑的迷思

Q1：聽說醫師並不會照著我的醫囑執行？

A1：不可能。預立醫囑是有法律依據的。如果真的發生了，你可以直接向主管機關檢舉該醫師，或換個醫院。預立醫囑會直接寫在健保卡裡，上傳到衛福部，所有醫師都看得見。（其他你可能也會擔心的情境，可參考一七二頁「善終情境決策」。）

Q2：其他家人會堅持繼續急救，簽了沒有用？

A2：**關於這點，還真的有可能發生。**所以我十分建議你簽署預立醫囑那天，找一位「很會吵架」的代理人，避免你的代理人耳根子太軟，病發當天被其他家人的情緒影響。又或者你本人平常就要多多暗示家人，講給所有家人聽（包含住在國外的那幾位）。

Q3：只要簽了，未來會不會連我的小傷口都不會救我？車禍骨折了也不能CPR？

A3：不是喔，**只有符合末期病人、不可逆轉昏迷、永久植物人、極重度失智、其他已公告重症的「痛苦難以忍受且疾病無法治癒」之定義，才能不救你。**例如：外傷後導致的六個月以上昏迷；極重度失智已無法行走、大小便完全失禁等等。總之，病主法、預立醫囑只在乎你善終那天的事情，其他時候你都只是普通病人。

Q4：政府不通過安樂死，但故意通過要額外收費的預立醫囑，都是為了斂財？

A4：這太腦補了。只要參加過一次，就會知道三千元根本沒辦法賺錢。這也是為什麼並不是很多醫院在推。（如果很賺錢醫院就會推了）當然人力不足也是很大的阻礙。

Q5：我還沒想好，我擔心以後隨時想要改？

A5：隨時都可以改。只要你還有自主意識、還沒昏迷不醒，你的醫囑就還是暫時的，隨時都可以改。嚴格來說，到時候只要代理人不改動，其他人就只能照著你的醫囑走。而在你醒著的時候，你本人「光靠口頭與醫師說明」，也是可以變動的。這就是法律給的權力。

總之，**預立醫囑就是要把責任回歸到你本人身上，不要害醫師被告、讓簽放棄急救的家人負責、也不會有人因此要上法院什麼的。**這也就是為什麼明明有了「放棄急救同意書」，後來又發明了「預立醫囑」的原因。（同時用於保護自己、家人、醫師

之意）

當然有少數反對的聲音說：目前預立醫囑還太貴，流程太冗長，找家人一起去好麻煩啊；或者，也有朋友說：預立醫囑的簽屬再等一等，或許就可以等到免費補助的額度了啊。這想法真是充滿陷阱，你相信制度會先改變，還是你的家會被朋友的一句話先拖垮呢？我自己是不敢賭這機率。而且，看完我的解釋就能發現：帶上家人、面對面簽名，這些都是必要的，並不是刻意的刁難。

過去預立醫囑（病主法）之所以能夠成立，可是聯合「醫、法、政、民」等等一大堆單位，展開馬拉松似地開會又互相讓步才有今天的結果——全亞洲第一個保障自主權利的專法。想再改？我覺得又要再次聚集所有人、想辦法編列預算，想必一定還要等很久很久。「所有制度只要你硬要找，一定都能找到缺點」，但病主法我認為至少已經跟「健保」一樣，還不盡完美，但已經是目前最好的方法了。

結論，關於「要不要放棄」這件事情，除了問你本人，任何人來做決定絕對都是爭議。最保險的做法就是，記得簽！又或者等你看完後面其他內容，再回來考慮。

✎ 放棄急救同意書（DNR）

放棄急救同意書、預立醫囑兩者之間最大的差異，就是兩者確實都需要經由兩位醫師判斷為「末期」，才可以移除維生治療。但放棄急救同意書又稱為「末期病人不施行心肺復甦術」同意書。可見植物人、失智，以及剛剛說的病人不可逆的昏迷，都不包含在「末期」的定義之中（所以我們才要另外簽預立醫囑）。

很多人總是說：「我已經簽過放棄急救同意書了！」或以為到時候還可以拜託家人代簽。但就像我們一直強調的，就算十個案例裡面有兩個案例是「死或活，一翻兩瞪眼」很好判斷，但急診室裡大部分的案例都落在灰色地帶。另外，**既然家人可以幫你簽署，同時也表示家人可以替你拒絕！就算你已經簽署「放棄急救同意書」，到時候家人還是可以替你拒絕執行。因此，只有簽署放棄急救同意書是絕對不夠的**，還必須搭配上面提到的預立醫囑。

但也不代表放棄急救同意書就不重要了。因為我也聽過有病人不同意壓胸（CPR）、只同意電擊，結果當天直接被電到胸口全黑的案例，真的是不忍直視。所以簽之前記得好好問過眼前的專業人士。

順帶一提，**「插管、拔管」不一定都是等死的意思。因為「只要病人需要仰賴機器呼吸，醫療人員就會需要緊急插管」。當病人恢復到能夠自己呼吸的時候，管子是會拿掉，是可以「拔管」的。**

另一方面，**不插管，也不一定比較幸福。**例如曾經有位社區長輩誤會了插管的意思，堅持不插鼻胃管，結果住院時吃的每一口飯，都是邊吃邊嗆到，嚴重嗆到時還會把剛剛努力吃進去的飯給統統吐出來。到後來願意面對了，經過護理師勸說之後學習利用鼻胃管進食，人也漸漸恢復了體力與進食能力，後來還是一樣康復拔管。（請參考第一七五頁「插管之後，怎麼「拔管」？」）

由此可知，插管的人恢復健康也會拔管；不插管的人生也不一定比較舒適。拔管或插管與否，並不能單單作為病人嚴重不嚴重的依據，畢竟有時候插管真的對病人恢復健康很有幫助。

最後再複習「放棄急救同意書」的幾個重點：免費簽、免上課、可趁清醒時隨時反悔、會註記在健保卡上；此外，「放棄急救」跟「安樂死」完全是兩回事。

再次叮嚀，記得簽！

安樂死

安樂死，對我而言，就像是「天還沒黑，只是想請醫師幫忙拉上窗簾」。

台灣要安樂死合法化應該還有很長一段路要走，因為合法不合法，牽扯的其實不只是醫療人員、家屬、病人本人三者而已，還得擔心整個社會的倫理、經濟、宗教、文化價值觀，都會受到影響（因為牽扯範圍實在太廣，擔心本書變成教科書，先在此打住。）

目前雖然荷蘭、比利時、瑞士等國家安樂死早已合法化，但其實還要符合非常嚴格的條件：**病人必須意識清楚，且長期受嚴重病痛折磨，並經過多位醫療人員嚴謹評估後才有可能獲准，不是隨時想死就能死**。因此我才說：安樂死並不是長期照顧的最佳解方，只會是罕見疾病的解方。而在台灣，如果病人希望減少痛苦，最適當的選擇應該是「安寧緩和醫療」，而不是安樂死。

不過，這也讓很多人擔心，「如果選擇安寧，是不是就什麼都不努力了？」

安寧緩和醫療

「安寧是減少痛苦。」

我覺得這句話，最能代表我們對於安寧緩和醫療，所做的一切「努力」。蛤？真的有努力嗎？當然有。舉例來說，雖然控制三高的慢性病藥、點滴、人工營養，我們會因為已經知道治不好，所以全部都不給了。

但另一方面，醫療人員反而會更積極在末期病人呼吸困難時提供一些氧氣、在病人自責焦慮妄想時給予鎮定劑、在病人疼痛難耐時給些止痛藥，來逐一減少病人的痛苦——如果你連擁抱都會覺得痛，那麼安寧能讓你好好地擁抱家人，盡量舒服地走。

再來，還有很多人不知道，目前安寧緩和醫療，其實有以下三種主要選擇：

1. **住院安寧病房**：適合症狀較重、需要密集醫療幫助的病人。
2. **機構安寧療護**：適合不想住院，但又無法在家照護的病人，例如入住護理之家或安寧療護機構。
3. **居家安寧**：就是從醫院返家住在家裡，再由專業醫療團隊偶爾到府慰問，讓病人留在熟悉的環境中度過最後時光。

台灣早在二〇〇〇年就通過《安寧緩和醫療條例》，讓末期病人有權選擇拒絕治療與人工營養，這點已經寫在法律裡，家屬不能反悔。（關於末期病人的定義請參考前述表5-1）安寧對我而言，就像是「承認目前醫療技術仍有瓶頸」的妥協，但這也不代表我們就只能痛苦地走。「最後幾步，將有人攙扶著跛腳的你，一步步走到終點」，我想安寧大概就是那種令人放心的感覺啊。

但家人有沒有辦法接受「你被推進安寧病房」又是另外一回事（你看又來了），所以在下一章〈家人不敢聊死亡怎麼辦？〉，再來跟你分享我的引導方法、我們家的決定。

斷食善終vs.舒適飲食

「斷食善終」簡單來說，就是病人「自己決定」不再吃不再喝，讓生命自然結束。但問題來了，如果病人已經昏迷了無法自己作主，那這個決定要誰來做？

另外，有時候美食端到病人面前，他還是會看、會想吃的，只是嘴巴僵硬張不開而已。如果臥床的人是我，你直接給我斷食我還會生氣咧！

通常面對這樣的家人（其實還想吃），我們應該還是可以給他其他「由口進食、不需要插鼻胃管」的食物選擇，而不考慮斷食。例如：南瓜、糖水豆花、燉到「像木瓜一樣軟爛」的豬肉、清蒸鱈魚、棉花糖、冰淇淋等等，在此無法一一詳談，都是營養師、語言治療師的專業，可以再去多加諮詢。

簡單地說，「不喜歡吃」與「不想吃」、「沒辦法吃」之間，還是有差異的。而且，也有可能是醫院「糊餐」看起來很難吃，所以你問他想不想吃東西，他看了看菜色就說「不想吃」呀。像這樣還想活下去的家人，你直接給他斷食，會有多可惜。因此，目前「斷食善終」在台灣還是處於法律灰色地帶。如果是末期病人自己決定不吃不喝，那確實會是個人選擇，我當然也是一百萬個同意；但如果是家屬或照護者決定不再給病人飲食，哇，那這爭議可大了。

相較之下，「舒適飲食」的概念比較溫和，它的原則如下：

1. 末期病人不想吃，就不強迫吃。
2. 末期病人不想喝水，就不特別補水。
3. 如果末期病人渴了、餓了，就給他最喜歡吃的食物吃（例如炸雞、珍奶，如果牙口還很好的話）。

4. 如果牙口不好，就思考在他最舒適的情況下，由口進食，想吃少就吃少、想吃好就想辦法吃好，以病人舒適放第一優先，盡量讓病人看起來像個「人」。

和「斷食善終」最大的不同是，舒適飲食會確保末期病人不會因為飢餓或脫水而感到不適，醫療人員還會搭配止痛藥、鎮靜藥物，讓病人走得更安詳。

根據長期在不同國家參訪與演講的安寧護理師學者朋友表示，有國外學者**觀察「斷食後期」病人的腦波發現，病人可能是在極度痛苦的狀態下死亡（猜測可能是因為飢餓時，肌肉會自動被身體分解利用，是人體的本能機制；抑或是電解質不平衡所造成的肌肉或神經受損），只是病人沒有意識、無法表達而已**。這些研究也許是在提醒我們，執行「純斷食」前應該將此納入考量。因為斷食並不是只有「漸漸吃少」一件事情而已，我們要的是「成功協助家人善終」。這也是為什麼，舒適飲食常常被視為安寧緩和醫療的一部分；而斷食善終則帶有較多的倫理爭議。

又說回我家：媽媽原本在客廳的公布欄上，大大地寫著「斷食善終」四個字，可能她看到電視上斷食善終的節目之後，也想簡單暴力地告知全家人她的臨終理念

（笑，我確實接收到了）。但我們聊著聊著，我才慢慢確認了媽媽心裡想的其實是：「舒適飲食」，而不是「斷食善終」。果然，我媽現在已把公佈欄上的字改掉了。

講到這裡，關於善終的一切選擇，你是不是真的有必要「先弄懂」，然後「再問問」每位家庭成員的真實意願呢？如果詳細理解之後，還是有家人想要執行斷食善終，這當然可以，不過我十分建議寫在「預立醫囑」上，避免後續爭議。

善終情境決策地圖

總結來說，善終難就是難在「沒有人可以預言未來會發生什麼事」。所以我再提供以下幾款情境協助你思考，如果像這樣的情況發生之前，自己可能需要準備哪些資源：

- 「未來我昏迷之後，什麼治療都不想做。」→簽預立醫囑、找很會吵架的人當代理人、及早舉行家庭會議。

- 「未來我不希望家人為了我的後事吵架。」→簽預立醫囑、找很會吵架的人當代理人、簽放棄急救（DNR）、及早舉行家庭會議。
- 「未來我擔心家人心軟、我又不希望經歷長期痛苦。」→簽預立醫囑、找很會吵架的人當代理人、及早舉行家庭會議。
- 「未來我希望待在家裡、不插管只施打止痛藥，安詳度過晚年。」→簽預立醫囑、同意安寧緩和治療。
- 「未來我希望在院內或機構內、不插管只施打止痛藥，安詳度過晚年。」→簽預立醫囑、同意安寧緩和治療。
- 「未來我希望保有一點生活品質，不希望晚年插鼻胃管或太痛苦。」簽預立醫囑、同意安寧緩和治療、舒適飲食（由口進食）。
- 「未來我想善終，但現在沒有二等親家人陪我簽署預立醫囑。」→同意安寧緩和治療、簽放棄急救（DNR）、斷食善終（或舒適飲食）、簽預立醫囑（可致電醫院社工師協助，需書面說明，或請二等親線上參與諮商）。
- 「我正在希望快速結束不可治癒之疾病，不想延長病痛。」→安樂死（須清醒，遠赴國外）、斷食善終（或舒適飲食）、簽放棄急救（DNR）、及早舉行家庭會議（例如告知家人肺炎時要不要送醫或使用呼吸器）。

- 「我已經無法吞嚥了。」→復健科門診、語言治療師、同意安寧緩和治療、斷食善終（或舒適飲食）。
- 「家人已經無意識臥床好幾年了，我們沒有簽過預立醫囑，醫師說不能拔管。」→請找居家安寧團隊、在宅善終協會協助。
- 「家人有簽過預立醫囑，但醫師說不符合末期或生效條件。」→請醫院醫師安排安寧共同照護會議、請居家安寧團隊協助、申請更換主治醫師、申請轉院，或試著利用安寧照顧基金會的安寧資源地圖（見書末附錄）。
- 「家人中風好幾年了，半邊癱瘓，行動不易，現在住在養護中心，這樣還可以簽署預立醫囑嗎？」只要意識清楚且能夠表達意願就可以，詳情請致電醫院。

以上的情境對你有幫助嗎？曾舉辦善終公益演講的我，為了讓聽眾更容易理解決策，做了一份「善終決策地圖」。地圖從「重症／臨終病人有行為能力嗎？」開始，到「家人還剩下這些選擇」，用詳細的樹狀圖引導你判斷，若有需要歡迎至此索取⑤。

圖5-2　善終決策地圖

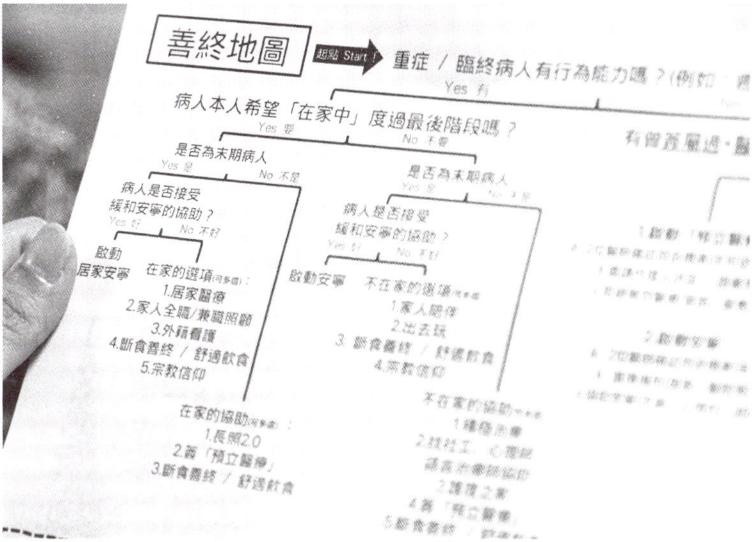

攝影／蕭旭謙 IG was_nothing_real

插管之後，怎麼「拔管」？

這裡說的插管，是指幫助病人攝取營養用的「鼻胃管」以及「呼吸器」。

所謂的鼻胃管，就是從「鼻子到胃」這一段路程的管路通道。我們可能因為生病或外力造成的原因（例如口腔癌治療、擔心肺炎、車禍意外），而導致這段時間不能經由嘴巴吃東西，只好暫時用「鼻子的空間」來代替「嘴巴、咽喉」協助進食。

平常沒事好好的鼻子，長期插著異物一定是不舒服的。但就像前面「六項善終解決方案」段落提到的，如果你是緊急、短期的情況，這條管路在你康復之後，是可以成功拔掉的。所以我們並不能怪罪「鼻胃管的發明或使用」。

我們不如討論：「該怎麼拔鼻胃管？」邏輯很簡單，及早康復，就可以拔了（關鍵是努力復健）。說明如下。

出院之後，成功拔鼻胃管的四個方法

1. 掛號醫院的語言治療門診、復健科門診，請專業人士協助復健。
2. 搜尋復健科診所協助復健（請特別找有語言治療師的診所，建議致電詢問）。
3. 長照2.0，打1966請居家語言治療師協助復健（如果家裡經濟不好，這是最好的選擇）。
4. 自費找語言治療所的治療師協助復健（報價或服務方式，皆建議致電詢問）。

口腔裡的肌肉就跟大腿上的肌肉一樣，都必須經過訓練才能被靈活應用。想要走路就要復健大腿；想要靠自己吃飯，就要訓練你的嘴。

倒是，為什麼「出院之後」我們才能開始討論拔管？哇，這就有很多話題可以聊了——其實都是因為醫院長期人手不足阿。尤其，在這個「四大皆空」，進入內外婦兒科體系的醫師越來越少，醫學系畢業都怕被病人告的年代。醫院內「復健科醫師、語言治療師的配置」從根本上來看，一定是完全不夠。若當你或你的家人想出院的時候，不小心「選對科別」，主治醫師剛好是復健科醫師，那就太好了，主治醫師在你出院時，就可以好好教你怎麼回家訓練自己（當然你自己也要好好復健）。

但問題就是出在如果主治醫師不是復健專長，然後你又想要請主治醫師「幫忙照會復健科」？嗯，我相信你不會被刁難，但若每個人都這樣做，語言治療師與復健科醫師就都不用看門診了。所以才可能出現「出院時臨時找不到人」的情況。這就是為什麼前述我建議你出院之後，再回門診、或再去找其他資源彌補。

簡單說，因為醫院人力不夠，病床也還有太多人在排隊，所以病患及家人根本沒時間做足「出院前準備」，大部分的人都只能直接帶著鼻胃管出院（我爸當初也是）。既然大環境逼著我們這麼做，所以我們也只好「先出院再來討論拔鼻胃管」。爸爸後來也是花很多時間、一次次地回去醫院看語言治療師門診、做復健，然後才成功脫離鼻胃管。

當然，拔鼻胃管的方法絕對不只以上這四種，甚至我蒐集來的答案也可能不盡適合你們家。再次囉嗦一句，替代方案還有很多種，也請你多多詢問自己的主治醫師及醫療專業人士。

接下來是呼吸器。

在「脫離呼吸器」的部分，根據健保資料庫的統計，長期洗腎的病人若「插管超過六十天」，成功脫離呼吸器的機率則只剩下十九％。甚至我實際訪問了呼吸治療師朋友，也得到類似的答案。

很多時候，「要不要插呼吸器？」就是個現實存在的倫理難題——家屬必須在六十秒內幫病人做出選擇：A.病人有十九％的機率可以康復，也許只要能好轉，每一個百分比都可以當作希望；抑或是B.家屬有八十一％的機率會因此垮掉或需要長期照顧。

「好的，那你想一下喔。」護理師說完，六十秒計時開始……

很難抉擇對吧？關於拔管呼吸器，「插著生，拔了死」，我也沒有什麼好答案。

「還是你問問本人？」

「不行啊！需要呼吸器的人，早已昏迷說不出話了呀？」

是啊，這就是為什麼我要你趁現在還活著、還醒著的時候，去簽署「預立醫囑」的原因。

還記得瓊瑤與她丈夫原本約定好，若他病危那天，絕對「不急救、不插管、不進加護病房」，安靜地走。結果丈夫被確診為「血管型失智」。這算病危嗎？瓊瑤說是，子女說不是。這場要不要插管的家庭糾紛才會因此鬧上新聞。他應該萬萬沒想到，家人會因為「病危」兩個字的定義吵得不可開交。

我媽常看的連續劇裡，臨終病人總會有好多時間可以交代遺言。我常常低頭滑手機許久、再抬頭：「怎麼這個人還有那麼多話可以說！」事實上臨終病人不但睡睡醒醒，甚至大部分時間都是昏迷的——我們是真的問不出本人意願了。

沒有人不愛自己的家人，但我們就是問不到了。如果你當初有完整地經過諮商、完整地寫下來就好了。

關於「善終」，其實我們有很多條路可以走，而我們也還有好長一段路要走。

「划算不划算」是比較來的

講了那麼多，你對於「臥床之後的善終選擇」有沒有多了解一點了呢？

我們看偶像劇時，常常看到劇裡的人若痛恨一個人，會詛咒某某人「不得好死」；但是我們在加護病房時，明明和病人無冤無仇，卻常常讓他不得好死。這一切「不得好死」的來由，我一路看下來，其實並不覺得是有人要「刻意為之」，而是「醫療人員、家屬、病人本身都不懂善終」，以及「大環境吃力不討好、基礎人力根本不夠」所造成的結果。

這讓我想起「單程旅行社」社長小冬瓜，在我舉辦的「善終公益演講」中所講的故事：

我有個朋友，他的母親意識還清醒時，總是一再交代「不要插管、不要急救」。但等媽媽真的倒下的那天，特別從外縣市趕回來的哥哥，一方面捨不得、一方面也擔心被親戚指責……所以堅持急救。

後來那個朋友是這樣說的：「小冬瓜，讓我最難過的是，我媽媽曾經短暫醒來一陣子，然後她躺在那裡，用一種不可置信的表情看著我，掙扎著想要把管子拔掉……」「我知道她一定很恨我……」朋友泣不成聲。

「後來，媽媽又昏迷了，我們請看護幫她拍背、用鼻胃管餵她吃飯，但她一直沒有醒過來。小冬瓜，媽媽是不是生我的氣了？所以才故意不願意醒來？媽媽是不是故意不醒過來？」「但哥哥……哥哥擔心我們不孝，所以堅持要救媽媽，難道這樣又算是孝順了嗎？」

聽完這則故事，你也泛淚了嗎？

如果你反問我的看法，我的答案當然是：簽！全部都簽（預立醫囑&放棄急救）！**但我還必須額外告知家人我的行動、我的理由、我的期待，並且也同樣詢問他們每個人各自的期待**，這些全都是「趁他們還能說話的時候」，我必須要趕快做的事。無論如何，再怎樣都比「天邊孝子」⑥來得孝順。

有時候，「划算不划算」這件事情是比較來的。尤其故事講到這裡，簽署預立醫囑的那三千多塊錢，我想大概就跟買電鍋一樣，絕對是家庭必要開銷。用三千多塊錢，省下多年照顧的冤枉錢，「卯死了啊！」（台語）

關於善終的選擇就講到這裡，如果你還有任何想問的問題，那就致電到醫院詢問，或帶上家人，一起去預立醫囑的現場走走吧！

能「放棄急救」當然好，但「想放棄卻失敗的時候」，至少還有機會感謝自己，好險當初簽了預立醫囑，把該準備的先準備好，這不也是「上醫」的心態嗎？（若忘了「上醫」是什麼，可以翻回第三章複習唷！）

想活到一百歲的人，請舉手！

講了那麼多臨終前的故事，現在的你，覺得長壽是好事嗎？

《康健雜誌》曾在二〇一七年做過一項調查，針對全台民眾對於「活到一百歲」的看法與擔憂。結果讓人意外，「想活到一百歲」的比例，竟然還比十八年前的調查更為悲觀。在受訪的一千多筆名單中，高達八十．四%的民眾並不想活到一百歲。在不想活到一百歲的人群中，八十四．四%的民眾是擔心「健康狀況不佳，拖累家人」；而三十四・六％的人擔心「金錢負擔太大」；另外十八・六％的是擔心「到時候親友都不在身邊了」。

但同一時間，《康健雜誌》也做了另一項調查，反問另一群「希望活到一百歲的人們」，到底又是看到了什麼希望而想要長壽？其實答案也不令人意外：其中有五十九・一％的人都是想要多花點時間陪家人；有四十三・三％的人想遊山玩水，好好體驗人生。

言下之意就是，**如果可以有機會好好陪伴家人，同時又能保證自己是健康的，有誰不想活到一百歲呢？**

這件事情的後續，二〇二四年十一月，我也在行政院社會創新實驗中心，舉行了「善終公益演講──家人善終之前的家庭待辦事項」，想透過一場大活動，來提醒人們意識到提早聊善終、預防臥床、世界最老議題的嚴重性。

還記得那天我分別邀請了小冬瓜、呼吸治療師、安寧護理專家等人，也各自問了參與的聽眾們一個大哉問：「對你來說，什麼才叫『善終』？」當天一共有六個選項：舒適醫療照顧、內心安詳無憾、找到人生意義、道歉道謝道愛道別、臨終醫療自主、財富經濟自由。

圖5-3　善終認同大調查

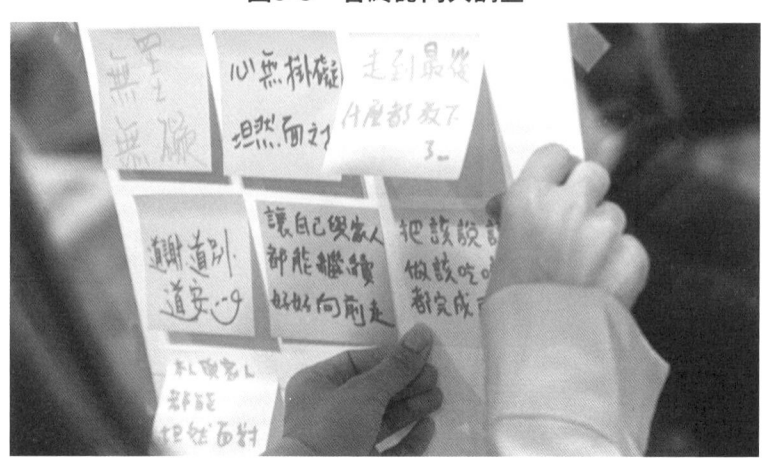

攝影／蕭旭謙 IG was_nothing_real

我發給每個聽眾兩張便條紙，方便讓大家投票，最終選出前兩名。你猜猜看前兩名分別是什麼？

臨終醫療自主、內心安詳無憾，果然占據了善終願望的第一、二名。是吧，想要「健康到最後一刻、完成善終」，不外乎就是完成兩件事：

1. 像英國女王伊莉莎白二世一樣，幾乎不要臥床，直到心臟停止。

2. 如果無法預防，就盡量別長期插管、放棄無效積極治療。

第一件事情「臨終之前，不要臥床」，我們已經用了PART 1許多篇幅解釋過了；第二件事情，就是我們正在談的：「臥床之後，好好離世」。

果然人的一生，雖然不一定都會大起大落或家財萬貫，但生老病死卻都是每個人的必然啊。但問題來了，如果你的家人不願意聊死亡、也不願簽署預立醫囑，又該怎麼辦呢？

注④：聯合醫院的網站

注⑤：善終決策地圖 下載

注⑥：「天邊孝子」是醫學界常常說的一個俚語，用來描述一種情況：即長期關係最疏遠的親屬（例如在國外的子女），常常突然衝進醫院，對垂死患者的醫療處置提出質疑，或者反對其他家人執行的措施，又或堅持無意義地延長患者的生命，來證明自己盡了孝道。

第六章

家人不敢「聊死亡」怎麼辦？

接下來的內容是「臥床之後，好好離世」的第二部分。來談談成功帶領家人聊「傳統禁忌話題」的好方法。

二〇二四年底，我自費（賠錢）舉辦大型善終公益演講，讓「好死」這件事情漸漸「成為話題」。為什麼要這麼做？這背後是有長遠意義的。因為預立醫囑（病主法）、健保推動至今，成功善終的人我身邊甚至還見不到幾個。我想，這跟我們上一代「不願聊死」的傳統觀念多少有關聯。

甚至我們家之前也是認為「簡單就好！我這個人從來都不相信死後有天堂！」「你決定就好，我從來都不信這個！」……欸不是啊，我只是要問你死訊想告知誰、要不要開放瞻仰遺囑、遺照到底要選哪一張而已，與宗教根本一點關係也沒有。你們從不正面回答，然後又裝得好像自己很灑脫是怎麼樣？（苦笑）

對我來說，**常見的灑脫，其實根本是在逃避**。例如抽血體檢也是：「啊，反正每次驗都是紅字，做體檢有意義嗎？」「沒有檢查就沒有病啦！」「反正死就死了，我又不怕死，做那麼多檢查，都是去被醫師開藥騙錢啦。」像類似這種不願正面回應、愛面子、固執、又不敢「做檢查與聊死亡」的家人（請幫我排除那些負面意涵，我真的沒有要趁機罵人），我們遇到了可以怎麼辦？我教你。

如何說服愛逃避的對象？

說故事之前，我必須先來介紹這個單位——「俠醫會」①。

「俠醫會」是個長期在台灣偏鄉，協助居民或助人工作者們，長期恢復健康的一群由醫療人員組成的志工單位。例如：單親媽媽、消防員、社工、清潔阿姨等等，都是這個義診團隊長期接觸的服務對象。「俠醫會」的目標，是找到像消防員、義消那樣的工作者，他們長期幫助社會運轉，卻總是沒時間好好看醫生。好，我們就主動出擊，走到助人工作者的面前，協助他們疼痛好轉了、體重健康穩定了，這樣一來，或許他們就有機會幫助更多人。

「俠醫會」是一群跟我一樣傻傻的，只靠募款或自籌經費，就一路走到現在的義診單位。而我也是其中一員。

記得有一次，我們好不容易透過多名朋友的轉介，間接接觸到台灣某地區的警察局，準備洽談一場新的義診（為了保護當事人，以下簡稱為「小明警察局」）。沒想到小明警察局的所長，卻這樣回答：「當然沒問題阿，可是……」「我們很樂意啦，只是……」「我們單位真的很需要，但是……」。類似這些模稜兩可的回覆，導致俠醫會的對口人員，從來沒有辦法敲定時間。聽起來答案是「好」，但卻始終婉拒。

正當大家都想要放棄的時候，輪到我出馬了。我總共做了三件事：

1. 先打聽，小明警察局的隔壁或附近，還有哪些類似的公務機構

「會有哪些原因，導致所長必須拒絕我們呢？」我心裡猜想。那時候警察局、又或者警消人員穿著制服去買便當，結果被民眾ＰＯ上網的新聞還很多。雖然我覺得總是要給人家吃飯吧，我們醫療人員也只是把制服脫了就走到外頭買便當呀！說真的，我甚至一直覺得這樣的新聞很無聊，吃飯就吃飯，並不會影響我對於警消人員的尊重。

但我想，所長很可能就是擔心這間警察局成為「第一個被義診的案例」，可能有萬分之一的機率會影響所屬單位的對外觀感。也是啦，我們也是第一次接觸警察局，過去多半也在廟口、義消團隊之間義診而已。我完全能明白所長的擔憂。

這樣一來好像就找到癥結點了：我不要讓小明警察局單獨被義診就好啦！我們不

如同時邀請一大群人「一起義診」。另外，就算要舉行義診，我們也不要辦在警察局內部，我們另外尋找其他場地。直接把所有可能被誤會的風險降到近乎於零，不讓做好事反被他人誤會。

這就是為什麼我要特別尋找警察局的隔壁，看看有沒有其他公務機構（例如：戶政事務所、消防局等等），還真的被我找到了！原來隔壁就是一間消防局。

2. 請認識的消防局，打電話邀請隔壁的消防局

打聽到警察局隔壁也有一間消防局之後，我打算連同隔壁的消防局也一起邀請。因為這樣一來「患者不夠多」或「場地不夠大」的潛在問題，也可以同時解決。

但我又該怎麼約成功呢？在眾多方法之中，最容易讓對方答應的方法，就是請「已經體驗過我們義診」的消防局，打電話去推薦。（以下簡稱認識的消防局）

認識的消防局：「欸，那些舊傷跟痠痛都不見了啊，俠醫會還教我們怎麼在家復健、還有降三高與減重的免費諮詢。現在輪到你們了，你們一定要答應。都是認識的，自己人啦！」

隔壁的消防局：「好好好，把聯絡資料給我，我們馬上約時間。」

這不就成功了嗎？隔壁的消防局約到手，目標達成。

3. 再帶著隔壁消防局的約，邀請小明警察局

好，我們已經解決了一半的問題。只是，這時候最難的來了：**曾經拒絕過我們的那家警察單位，如果是你，你會怎麼「再邀請一次，聽起來比較有禮貌」**？是的，我們現在要回頭約「小明警察局」了，第一句話該怎麼開口呢？我提供你兩個選項：

A.「所長，你上次說場地不夠大，所以我們幫你借到場地了，這次一定要來喔！我們義診很厲害喔，有物理治療師、中醫師、藥師喔！」

B.「所長，我們下個月剛好在隔壁消防隊，做復健止痛的義診。但我也能理解警察同仁很忙，健康沒辦法放在第一優先，我很擔心這活動『會不會不適合』你們？」

哈，邀約很難嗎？其實想一下所長會怎麼回答就好了。如果我當下是說A選項，所長一定會回答：「好啊，沒問題，我們有空一定會去。」哈哈哈，然後他們會不會派人來呢？不知道，搞不好問題又會回到原點。

所以我當下說的是B選項：「但我也能理解警察同仁很忙，健康沒辦法放在第一

優先，我擔心這活動會不會不適合你們？」

「不會啦，怎麼會不適合，這種健康的活動我們很需要啊！」所長回答。

我接著說：「那太好了，所長，你跟傳說中的一樣，願意把同仁的健康擺在第一順位耶。但您應該還有很多注意事項想提醒我們，您單位上有沒有負責聯絡的代表？與我們祕書加個LINE吧，我們幾個人一起建一個群組，您隨時都可以提醒。」所長聽完，很乾脆地拿出手機交辦給同仁。是吧，當我們默默地搬出台階，對方就心甘情願地走過來了吧。

我覺得**「固執的長輩」多有一個特性：不敢改變現況，不論這件事情重要或不重要。**我們只要一談到固執長輩們不懂的事情，不管是「說服回診」、「乖乖打疫苗」、「聊聊預立醫囑」，溝通時碰壁的可能性都很高。我的觀察，**我們應該把目標放在「不要讓對方有容易犯錯的感覺」、「給他面子」，也就是千萬別讓他覺得很丟臉——我們就有機會成功說服。**

這就是「開啟對話的三個步驟」。當然，這方法還是有些限制條件或說服失敗的可能，以下我們接著細細講解。

開啟對話的三個步驟

在剛剛說服小明警察局的過程中，我一共做了三個步驟：造勢、有人示範、顧面子。而且每一步驟都只專注於「別讓他覺得丟臉」。

第一步：造勢

你有沒有類似的經驗？當新聞放送了「藝人因流感併發肺炎死亡」的消息，隔天一大群長輩就會殺去診所，把全台灣的疫苗打到缺貨。又例如：當新聞播送下週一衛生紙要漲價、汽油又要漲價的新聞，週日晚上大賣場或加油站門口，一定也會人滿為患大排長龍。

如果人類是理性的，就應該要發現「打完疫苗，要等兩週才會有保護效果，疫苗其實早就該打了，等疫情爆發才打其實幫助並不大」或「不用人擠人排隊沒關係，兩天之後疫苗又會進貨」；如果人類是理性的，也應該要發現「為了衛生紙漲價的那十塊錢，開車、停車、購物的時間，早已超出漲價的費用，根本不用特別排隊去買，等需要再買就好。」

但很明顯的，人類絕對不理性。（笑）人類總是很輕易地被一則新聞或一件突發消息所影響，這背後的理由，全都是「害怕輸給別人」的潛在不安全感作祟，正是所謂的「羊群效應」。羊群效應又稱為「從眾效應」，指的是看著周遭的人都出現某種行為，所以自己也想跟大家一樣。**別人做，我就要跟著做；別人不做，我就絕對不要去做。理由很簡單：不管做或不做，當眾人一起承擔風險，自己的安全感便能大大提高。**

簡單說，要一位普通人，在一時之間成為「第一個改變的人」風險也許太大了：「如果我犯錯了怎麼辦？如果大家笑我笨怎麼辦？我幹嘛要跟大家不一樣？」當普通人突然面對超過他可以理解的問題時，你又突然要他做出選擇，當下他一定會覺得：「如果凡事都要靠自己做決定，要承擔的責任太大了」、「以前沒有人這樣做啊」、「不如這樣好了，我們什麼都不要做，當我們看到風向改變的時候，再揚起船帆也不遲！」

那就對了，**如果他只能等到風向改變的時候，才能改變：那不如直接由我們「讓他感覺到風向正在改變」，這就是我所做的第一步：造勢。**

就像剛剛邀請警察局的例子，警察局為什麼不答應義診？所長的理性面其實很想答應，但想來想去，感性面卻始終覺得哪裡怪怪的？我會不會害到我的所屬機關？我會不會影響到其他同仁的前途？這樣不行這樣不行，結論：我還是婉拒好了。

所以我才會故意在警察局的周邊，尋找有沒有其他所長也十分熟悉的公務機關，尤其是比較容易被我們說服的單位，例如：女生同仁比較多的戶政單位、已經被我們服務過好多次的消防單位等等，只要「還有其他熟識的單位也正好被我們邀請」，這就絕對能讓對方鬆一口氣：「嘿，其實我可以躲在大家的背後嘛」、「這樣就可以跟一群人一起承擔風險啦！情況確實有好一點。」讓對方被說服的機率大大增加。

就像為什麼家人不願意聊死亡：「以前我的上一代都沒有跟我聊這個啊」、「其實我也不懂，但我又不能說我不懂啊」、「我會不會容易講錯、或說出一些不太正經的話，然後被我的家人嘲笑？」因此，愛面子的他們最後多半會表現出這樣的結論：「我從不相信這一套！我的後事，簡單就好！」還要盡量表現地越帥越好。

所以，我會建議你這樣做：趁電視正在播送長期照顧的相關新聞、斷食善終或預立醫囑的訪談、或任何安寧臥床故事的連續劇或紀錄片等，你都要有意無意地「意外」讓你們家長輩看見！

你可以偷偷幫他們的臉書按下「在宅善終協會」、「畢柳鶯醫師」、「冬瓜行旅（小冬瓜）」或其他生命教育相關主題粉絲專頁的讚。或正當你得知親戚朋友過世了，可能因為醫囑來不及表達，而造成許多麻煩的時候，也多少讓他們知道一下。

只要陸陸續續有這麼多實際的例子出現在身邊，這時候「風就會吹了過來」——他們將會有更大的機率，被自己的臉書潛移默化，他們很可能會意識到：「最近好像很多人都在聊到這個」，這時候，他們很可能會突然願意告訴你「如果我死了，我想要樹葬」、「我如果昏迷了不要救我」、「如果我變成植物人了，請試試看救我七天」等等。

只要這天忽然來臨，就表示你「造勢」成功了。

欸！先別急，這一步驟有個很大的重點：請你千萬不要成為那位主動說服他們的人，千萬不要。你可以「間接」地讓他們看到新聞、看到節目，但你絕對不能「直接把影片傳到家庭群組，然後逼大家看」。當你逼大家看，只會發生一種結果：怎麼大家都不想看？

是吧！畢竟我們永遠都是爸媽的小孩，永遠都是老師的學生，「小孩怎麼跟我聊這個？太不尊重我了吧。」不論過了幾年，都還有這樣的疑慮在。但電視新聞、電影、專家講師的話、或身邊親朋好友的親身經歷就很不一樣了，這會讓他們認知到「最近這麼做的人越來越多，我畢竟是一家之主，必須更勇敢地開啟沒人敢開口的話題」。從「我怕犯錯」到「我很勇敢」，從「碎碎念」到「說出想法」，像這樣心態上的轉變，就是讓人自願開啟對話的開始。這同時也是我在本書第二章提醒過的「當家人都不願意找你聊天」，其實你該優先處理好關係：用「造勢」打開他的耳朵，而且造勢的主角不一定要是你，可以是其他消息來源。

換句話說，這就是為什麼我賠錢也要舉辦善終公益演講的原因，因為現場的人數、場地的燈光音效、舉手踴躍程度的畫面、演講過程，以及用心剪輯的宣導影片等等，長期來看，這就會成為一場由「專業人員」舉辦，讓「一大群人」願意買票參加的大型「造勢」活動。善終公益演講，其實是舉辦來讓你分享給家人看的啊②。

總有一天，家人將會因為你平常循循善誘地鋪陳、潛移默化的影響，終於主動開口聊善終，這就是你完成第一步、可以開啟第二步的時候。請注意，當第一步驟成功之後，再開始第二步會更容易成功唷！

第二步：有人示範

第二步該怎麼開始呢？

以我們家為例，當家人某天已經有意願，想主動找我聊醫囑與遺囑的時候，我當然很高興。但我們家一共有兩個人需要面對，其一是在乎尊嚴的爸爸、其二是容易與人共感的媽媽。你覺得通常要由誰先開始會比較好？從媽媽開始對不對？沒錯！而且我本人還要親自示範給她看（然後同時邀請爸爸坐在旁邊聽）。

順序是這樣的，爸爸需要有人示範、媽媽也需要有人示範，那麼就讓我先把我的「遺囑內容」、「對於喪禮的想法」寫好給媽媽看。是的，誰也不知道誰會先離開人世，只是邏輯上爸媽會比我早走而已。

我會在他們願意找我談遺囑的時候，順著話題說：「爸媽，其實我也把我的遺囑寫好了，你們想聽聽看嗎？」「我的壽衣想要穿運動服和運動鞋，這樣比較舒服、我想要火化之後再樹葬、火化的時候我想要家人的大合照陪著我……」然後，我就能轉頭問媽媽說：「媽，你的壽衣想要哪一件呢？」「你也想要樹葬嗎？」「你火化的時候，會想要有什麼遺物一起陪你嗎？」等等，把我剛剛說過的遺囑內容也全部問我媽一遍。

這樣你懂了嗎？是因為我親自示範了一遍，所以媽媽馬上就能進入狀況。甚至，媽媽也能「預期」我會問出哪些問題。面對未知的領域，對方能不能「預期」接下來會發生什麼事情很重要，這可以迅速讓人安心。同樣的道理，我們不能在任何時候讓對方感覺到丟臉。僅僅一盞茶的時間，媽媽在我的引導之下，順利完成了專屬於她的遺囑。（關於詳細遺囑內容，下一章會有完整表格讓你使用。）

緊接著輪到我爸，在一旁看著一切的爸爸，當然不能輸啊！媽媽剛剛講過的什麼內容，爸爸不但不惶多讓、而且還會盡全力地說出自己的心裡話：「我不用瞻仰遺容啊、我就兄弟姊妹通知一下就好了」等等之類的。怎麼能輸給隔壁這位！一時之間，爸爸就跟當初口口聲聲說著「我不信這個啦」、「簡單就好」的那位簡直判若兩人。

就像警察局與消防局的例子一樣，為什麼警察局後來答應我們的義診邀請？因為隔壁消防局答應了嘛！再來，為什麼隔壁消防局也答應我們的邀請？因為我們早就在其他消防局，完完整整地親自示範過一遍了嘛！這就是「有人示範」所帶來的正面影響。

光看社交軟體的使用趨勢就知道，當初那些碎嘴年輕人「不要太常看手機」的長輩，近年來甚至比我更會使用LINE、還會發送自己製作的早安圖；臉書用戶的年齡層也越來越年長。這些全都是被環境影響，不得不改變的例子啊。同樣的道理，為什麼我要花時間寫文章、出書、環島演講？因為就算「固執不願意改變的人還很多」，但至少不固執的人還能被我的文章影響、做出行為改變。

當「不願意改變的人」漸漸地被「願意率先改變的人」包圍與示範，總有一天，不想改變的人也會理解到「不改變不行了」。

這步驟同樣有幾個注意事項：

1. 不需要特別強調「你待在旁邊看」、「下一個輪到你囉」，自然就好，講了就是不給人家面子。
2. 「有人示範」的重點在於：可預期，所以說服者必須親自嘗試一遍，才有辦法完整示範一次給「被說服者看」。很多人常常想：我不先寫好遺囑的原因，是因為我想陪家人一起寫。確實有道理，但你寫完又帶著家人寫一次，也算是一種陪伴呀。

第三步：顧面子

最後一步「顧面子」，顧名思義也就是「給人家台階下」。

都走到最後一步了，好人當然要做到底。只是常常有夥伴在練習說服爸媽時，雖然很用心，但就是意圖太明顯所以失敗，例如：「爸你先坐在旁邊聽喔」、「媽下一個輪到你囉」。這擺明了就是在表達：你最難搞，所以你給我乖乖聽好。（大笑）

我們應該要怎麼做呢？想一下我剛剛詢問小明警察局的例子就知道了——

A：「我幫你打點好了喔，你已經沒有藉口了，你這次不能再拒絕我喔」；或是B：「我想請你幫我一個忙，但我擔心你不願意……」為什麼後者最容易被別人接受？因為需要顧面子的人通常都是家中最有威嚴的人，不能接受自己失敗、也不允許自己有任何東西不懂。當他哪天竟然受到別人的幫助，他只會覺得：「講得好像我哪裡做得很爛一樣，我怎麼可能還有哪裡需要幫忙？」、「如果答應你的幫忙，這是不是表示我有哪裡不懂？」、「我不知道我哪裡不懂，也不想問，所以我寧願不要接受別人的幫助。」

這類「暗示」對方明顯需要別人幫忙的問話方式，平常很有威嚴的人一聽，多半也不願意直接承認，最終導致功虧一簣。而其他類似的說法還有：「以後你知道怎麼做了嗎？」、「你還有哪裡不懂嗎？」等等這類起手式，我認為也是不太容易成功。

但反過來說，家中最有威嚴的人，通常也是最願意幫助家庭的人。他願意承擔責任、願意傾心教育家人、願意傳授自己的智慧。根據這樣的角色設定，我們反而應該反過來請他幫一個忙，例如：「我想請你幫忙，只是我擔心你嫌我麻煩……」

我們可以說：

「我能理解健康並不是一般上班族的第一優先，所以這活動『會不會不適合』你們？」

「怎麼會不適合！」

「爸，我其實有件事想跟你討論，但我擔心問題如果太多，你『會不會覺得太麻煩』？」

「怎麼會覺得麻煩！」

「媽，這件事情很不容易，我只能找你聊聊。但我擔心你最近太忙，一直不敢開口？」

「哪會忙，是什麼問題呢？」

很有臨場感吧？在問問題之前，對方會回答什麼答案，我們都能猜個八九不離十了。面對顧面子的人，與其讓他體會到「受他人幫助」的感覺，不如讓他成為「幫助別人的老師」；與其讓他顏面盡失，不如讓他有個舞台大展身手。給他台階下（或者應該說給他台階上），他就會願意上台承擔責任了。

這就是顧及面子，在幫助對方的同時，還能給對方台階下的技巧。

以上「開啟對話的三個步驟」——造勢、有人示範、顧面子，就送給你了。

我們都希望耐心地照顧家人，過程一定也很不容易。我也很想請你應用在家庭上，只是，你會不會覺得太麻煩呢？（眨眼）

說服失敗的例外

說到開啟對話，當然，還是有「無法說服成功」的例外，尤其是，知道自己在做什麼的人。

例如：前面的故事中，我們提到了一位九十八歲罹患攝護腺癌、且不想繼續化療的榮民爺爺。關於要不要積極治療，他的回答是：「沒關係，我已經下定決心了，好好地享受餘生比起積極治療還要重要。」在這時候，就算其他子女跑過來使用「開啟對話的三個步驟」、「令人自願健康的三個步驟」，或換作是我本人去說服他，也絕對不會有用。

因為九十八歲爺爺的故事是不一樣的。爺爺的目標是：安詳地享受餘生；子女的目標是：積極治療。是啊，彼此的目標並不一致，彼此的思考方向、決定，當然也會有所不同，引導改變當然也不會成功。

影響他人行為改變成功的前提，是雙方的目標要剛好一致。就像我們在第二章提到的：你想要健康？我也想要幫助你健康，那太好了，我們一起來取得共識。以及這章的重點：你想要善終？我剛好也寫好了遺囑，那太好了，我們坐下來，一起把預立醫囑完成。

反過來說，當一個人早早做出選擇，並清楚理解背後的代價，他的每一步其實都是經過深思熟慮的決定。他並不是迫於無奈才選擇放棄治療，而是他想要的其實是另一種人生結局。例如有些長輩在伴侶離世之後，憂鬱症很嚴重，完全不想出門、完全不想運動、甚至是不想活了！除非我們還能給他其他活下去的動力、其他心理支持，要不然，專心健康地活著到底是為了什麼？還要多運動做什麼呢？太過想念自己的伴侶，就是這位長輩堅持不健康的理由。

又例如，有些人在問完了醫師「打疫苗的潛在副作用」之後，他已經理解自己脆弱的身體很可能無法承受副作用，所以他選擇不打疫苗。這時候，他一定也知道「不打疫苗，確實會有病情突然惡化的風險」，只是他已經有所取捨，決定不打疫苗就會是他的個人選擇。

老實說，我們並沒有被賦予任何權力，去要求別人「一定要積極變得健康」、「一定得簽署預立醫囑」。是的，我們只是引導家人做出自己喜歡的行為改變，引導他去達成自己喜歡做的事，而不是盡全力去洗腦家人或威脅家人。這不是任何善良的人會想要看到的事。

「未經他人苦，莫勸他人善；你若經我苦，未必有我善。」（莊子《人間世》）。我是覺得放過彼此吧！當對方已經做好心理準備，「我們的說服」很有可能只是一廂情願而已。

環島演講到現在，對我來說不論「用藥」、「回診」、「打疫苗」，也只是類似「深呼吸」、「親近大自然」一樣，只是眾多幫助人類更幸福的其中一項工具。既然我們的目標都是「健康到最後一刻」，那自然是沒有什麼制式的原則，當事人自己覺得幸福就好。這同時也表示，當我們在深入地聊天與傾聽之後，發現對方早已下定決心、本人已經找到幸福……那我也會祝福他、尊重他的選擇。

再次鼓勵你，把健康的觀念帶回家裡試試看，能幫助一個是一個。只是如果**哪天我們說服失敗了，也沒關係，就只是家人所想像的幸福，與我們不同罷了**。人生短短一百年，讓家人過得幸福，才是我們認真學習這些技能的初衷呀。完全知道自己在做什麼的家人，需要的其實不是引導改變，而是需要我們的支持唷！

交棒！換你引導家人

「在台灣，好死是一件很難的事。」這句話絕對是肯定句。

「急救能不能只救一下下？家人說不要救，我真的可以不打一一九嗎？醫師能不能拒絕我們的預立醫囑？插管可不可以只插七天？」哇，在舉行善終公益演講之前，這些答案我全都不知道。那時候沒有任何概念的我，上網查不到、看不懂、講不清楚，即使我身邊充滿著醫療人員，也直到問了安寧相關的醫療人員，才能把善終這件事情講得比較有架構。

至今，在預立醫囑、病主法修法通過的六年多來，我們的簽署人數只有九萬多人，不到成年人口的百分之一；完成「放棄急救同意書註記（不施行心肺復甦術）」的人數也只有十五%。

距離即將二百二十萬人長期照顧的未來，我們到底還能等待幾個六年？所以我詢問專家、蒐集資訊、消化與整理內容。後來這本書也就是這樣誕生了。

謝謝藥師，我分享您的podcast節目給爸媽收聽，沒想到他們不但很認真的聽完，還主動問我怎麼報名您的線上公益演講。如果您有賣更多適合爸媽聽得課程，我想我會很有意願購買，也順便支持您繼續做公益。謝謝你長期以來一直推廣健康教育，一家人都收穫滿滿。

讀者回饋

我在做的事情，叫做「知識轉譯」，也叫做「賦能」。我想賦予每個家庭至少有一個人，例如你，有能力取得這些「正確資訊」，甚至是更進一步地「運用資訊」。這就是為什麼我很不習慣討論大道理，我喜歡面對人群、我喜歡討論感性與人性，我想讓看完這本書的每一位夥伴，都變得有能力照顧好全家人。

寫到這裡的時候，正好有夥伴透過臉書粉絲專頁私訊我：他說他很喜歡減藥藥師的廣播節目內容，所以就順手播放給爸媽聽聽看，沒想到爸媽竟主動要求要報名我的線上演講，聽完之後，現在竟然乖乖吃藥控制血糖了。

我的聲音與文字，成功地變成了適合你使用的說服工具。這正是我引頸期盼的未來。

既然沒有人是局外人，既然還有人支持我繼續倡議，既然老天爺願意讓我剛剛好懷抱環島的熱情，那就讓我起個頭吧！預防臥床、善終教育的第一棒交給我，而引導家人的接力賽跑，就在此交棒給你了。

下一章，是適合與家人聊遺囑、聊善終的「整理表格」。

注①：如果你也對於「俠醫會」的助人工作者義診倡議很有興趣，我們正在尋找才華洋溢的志工、熱血行動派醫療人員，與古道熱腸的長期贊助商。若你也想放大協助社會的那份心力，歡迎上網搜尋「俠醫會」。

注②：我在善終公益演講裡親自示範「如何與家人聊善終」的演講內容，與其他四位講者的演講，請掃QRCode。

第七章

不麻煩家人收尾的「五大離世準備」——社交網絡、資產帳戶、家庭責任、殯葬後事、醫療處置

「儀式為死者做，其實更實在的重點，是為在世的人而做。」（二〇二四年香港生死議題電影《破．地獄》）

如果我們不談靈魂，當「這個人」不省人事之後，就真的什麼都不知道了。當然也同時留下一些「該收尾」的事情。根據我的經驗，這些事情大概可以分為：**社交網絡**、**資產帳戶**、**家庭責任**、**殯葬後事**、**醫療處置**。

每個項目的牽涉範圍都很廣，廣到一定讓你難以想像、廣到你一定會後悔怎麼沒有事先處理。就連我也是到處聽演講或看書、聽病人分享，才慢慢蒐集來的。我只能說：一言難盡，但我會詳細整理給你聽。

好用到「哇！」的後事細節檢查表

光看標題可能還是無法想像，以下，我一樣先把這些項目製作成「檢查表」，幫助你用於家庭會議，或作為家人日常之間討論的話題。表格請先看過，細節在後面會詳細討論。（後事收尾檢查表7-1如下，或請依個人需求複印使用①。）

我會這樣使用「後事收尾檢查表」

1. 先把自己的表格寫好。
2. 確認爸媽、家人有討論的意願，再拿出表格。
3. 比較有意願的人先寫，並把自己的表格當作示範。
4. 一個人寫好，很自然地換另一個人寫，適時給予鼓勵。
5. 找一天把未完成的、還沒決定的部分補齊。（例如還沒找到好看的遺照等）
6. 寫好後收好，讓彼此知道表格放在哪裡。
7. 一定還有未盡之事，之後可再慢慢補上更多細節。
8. 當意外發生或生命已經迎來終點時，把表格拿出來用。

以下，我們一一細講。

表7-1　後事收尾檢查表

✔ 可立即執行

社交網絡
☐ 趁健康時，多拍幾張「家人合照」。因為生病之後的照片，我們通常都不喜歡回去看。
☐ 設定臉書、LINE、Gmail等帳號的「代理人」或紀念帳號。
☐ 決定「死訊發佈方式」（由誰通知？發在哪裡？寫什麼？）。
☐ 寫下「數位遺產清單」的帳號、密碼（如裝載照片影片、對話紀錄、文件等App）、是否需要刪除或保留哪些資料。
☐ 打開通訊錄，列出「需要通知死訊的人」（如合作廠商），或「不希望通知的人」。
☐ 檢查手機「App電池用量」（後面會說明）找出常用軟體。
☐ 記錄「重要聯絡人清單」：律師、醫療代理人、保險業務員……並標記備註。
☐ 盡早認同自己的孩子、家人，他們將帶著你的愛與勇氣活下去。
☐ 其他：＿＿＿＿＿＿＿＿＿＿＿＿

資產帳戶
☐ 列出國內外銀行帳戶、投資帳戶、信用卡、虛擬貨幣等戶頭。
☐ 清理無用或閒置的銀行帳戶與信用，留二至三個就好。
☐ 寫下「數位網路銀行」的帳號、密碼；或親自登入一次讓長輩及家人理解。
☐ 整理「保險箱、重要文件、貴重首飾等」存放處，做記錄或告知可信任的人。
☐ 整理「存摺、印章、貴重鑰匙」存放處，做記錄或告知可信任的人。
☐ 確認所有定期自動扣款（手機費、水電費、影音平台、雲端儲存……）是否取消或轉讓。
☐ 確認是否有公司股權、合作資金要結算。
☐ 其他：＿＿＿＿＿＿＿＿＿＿＿＿

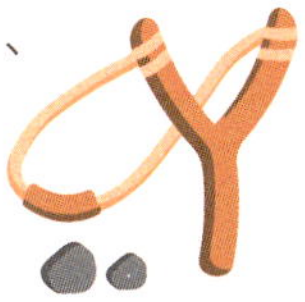

✔ 可立即執行

家庭責任
☐ 重要的寵物、植物，委託誰照顧？平常是否有特殊的照顧習慣？
☐ 檢查有無「保人身份」、「借貸往來」？誰由處理？文件放哪裡？
☐ 龐大貸款（房貸、車貸、信用貸款……）是否有保險可承擔？
☐ 整理保單清單（保險公司、保單號碼、受益人、負責業務）。
☐ 備註每一張保單的繳費方式、扣款銀行。
☐ 是否需要準備「放棄繼承」？避免家人承擔不必要的負債。
☐ 其他：＿＿＿＿＿＿＿＿＿＿＿＿＿＿＿

♥ 需要與家人討論

醫療處置
☐ 平常最信任的醫師是誰？病危時找哪一間醫院？
☐ 平常的慢性病、長期用藥放哪裡？給醫療人員參考時用得到。
☐ 是否曾理解預立醫療決定（病主法）？或已經簽署？
☐ 醫療代理人是誰？這個人是否清楚你的醫療意願？
☐ 當需要長期照顧時，想在機構或居家照護？
☐ 末期時是否選擇安寧緩和醫療？希望在哪裡度過晚年（家中、醫院、機構）？
☐ 是否同意「器官捐贈」？是否已經登錄？
☐ 遇到昏迷、植物人等末期病症時，選擇「舒適進食」或「斷食善終」？
☐ 其他：＿＿＿＿＿＿＿＿＿＿＿＿＿＿＿

♥ 需要與家人討論

殯葬規劃

- ☐ 想要土葬、火化、植葬，還是其他形式？
- ☐ 想要的祭拜方式，貢品不要拜什麼？想要拜什麼？
- ☐ 遺照準備好了嗎？解析度夠高嗎？是個人照嗎？
- ☐ 壽衣、音樂、下葬地點準備好了嗎？或由家人決定？
- ☐ 告別式的規模？（簡單、傳統、宗教儀式）
- ☐ 希望被瞻仰遺容嗎？希望親友來送行嗎？還是低調處理？
- ☐ 要收奠儀嗎？需要給毛巾嗎？
- ☐ 有沒有特別想一起火化的物品（家庭照、拐杖、日記……）
- ☐ 是否有「不希望來參加葬禮的人」？
- ☐ 其他：________________

心願與回顧

- ☐ 是否有未完成的夢想？有沒有可以現在就能做到的？
- ☐ 有無想感謝或道歉的人，是否能現在聯絡？
- ☐ 想對家人、朋友說的話，是否需要錄音或寫下來？
- ☐ 離開之後，想留下什麼回憶給家人？（樂譜、信件、詩詞等）
- ☐ 其他：________________

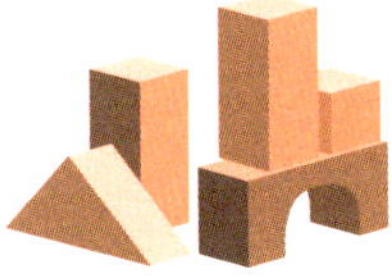

社交網絡

前幾年，同年齡的朋友突然在路上遇到交通事故，因此天人永隔。她的家人因為沒有她的社群帳密，無奈連「告知其他人死訊」這件事情，都是拖了很久才完成。

對此，我曾經剪了一支短影片懷念她，影片內容是：過世後，如何指定親友幫我PO文的三步驟。詳細作法我發現很難用文字形容，請你自行上網搜尋：「如何在過世後將帳號設定為紀念帳號」，會有其他網友圖文並茂的詳細教學。

會強調臉書等社群媒體「接手管理」的重要性，是因為現在大部分的長輩（包括年輕人），比起用手機撥打電話，我們多半都已改用社群媒體做為主要的聯絡工具。這樣一來，當我們過世之後，就會遇到以下幾個問題：

1. 死訊該告訴誰？
2. 死訊「不該」告訴誰？
3. 說死訊的時候該講什麼？
4. 網路上的重要文件、相簿照片要不要下載或銷毀？
5. 如果有月費，每個月的費用要不要繼續扣繳？沒扣完的功能可以轉讓給誰。

早點將臉書、LINE、EMail等社群軟體的帳號設定代理人，或乾脆像我一樣把所有電子軟體App的帳號密碼全都寫在紙本上，並且附上「當我突然過世之後，哪些合作廠商要寫信去道歉」、「我的相簿、手機照片要怎麼處理」、「哪些會每月扣款的軟體需要申請取消」、「臉書死訊要怎麼發文」、「去哪裡找到各式各樣的聯絡人」等等。

但千萬不要偷懶把帳號密碼儲存在網路上。現在網路詐騙、網路駭客那麼多，上網之後的東西就是別人的了，請務必當心。

講到這裡，我想另外提醒你，手機裡有一個很方便的功能叫「App電池用量」。顧名思義，就是手機已經幫你整理好「你滑手機時，所有App的耗電排名」。你說，這可以幹嘛呢？可以用來判斷你平常都用了哪些App：哪些要移轉、哪些要交代、哪些要停止扣款，幫助你從「最常用的到最不常用的App」全部檢查一次。畢竟耗電量大的，通常就是你最常打開的App。很聰明吧？先不用佩服我，快找找看手機的這個功能吧。畢竟人是需要仰賴他人才能活下來的動物。盡早把自己的社交網絡整理好，才不會麻煩「對於你的社交圈」根本不熟悉的家人。

資產帳戶

資產就很好理解了，尤其講到後事，我們第一時間想到的應該是「處置遺產」。如果你的遺產已經超過一定數目，當然是直接找律師協助公證、分配。這一定已有很多律師寫成書說明過了，在這裡就不多談。

我想額外提醒的是：**信用卡、國內外銀行帳戶、證券戶、虛擬貨幣戶、名下的動產或不動產名單或投資資產（股票、基金、債券）、重要資產（骨董、收藏、珠寶、保險箱等）、是否有與他人借貸往來、水電費與手機門號的扣款帳戶、保單……等的整理**。

我們家的經驗是這樣的：當你換一間公司，通常就會開立一個新的「薪資戶」，這就造成我們家爸媽手上五花八門的銀行、公股銀行帳戶有夠多。當任何一人過世之前，如果他可以「透過本人把餘額提領出來、或合併成一兩個戶頭」，總比過世之後讓家人一間一間銀行排隊、拿死亡證明清算，還要方便許多。（搞半天才發現裡面只有七塊錢?!）

投資資產（證券戶）、信用卡也是一樣的道理。光想到每一張卡片都要整理就頭疼，所以用不到的信用卡就打電話剪了吧！閒置帳戶就整理起來吧！畢竟這本書都看到這裡了，你怎麼能有把握誰會先走呢？（微笑）。也因此，**我也會親自登入一次「數位網路銀行」，寫下數位帳戶的帳號密碼，好讓長輩及家人理解「沒有我之後」可以怎麼拿出來使用。**

至於「資產狀況」該整理到多細呢？我覺得可以「寫下來」，然後在不公開內容的情況下，至少告訴某幾位家人你把訊息放在哪裡，等你過世之後再看，會是比較好的做法。又或者，密碼、印章和存摺絕不要放在一起。畢竟有很多長輩不願意過早「把財產公開」（據說是怕子女不孝），但寫下來只是為了不要漏東漏西、保險不要忘記申請理賠、不要找不到黃金放在哪裡（然後被丟到垃圾車）而已。

家庭責任

說到借貸或負債，其實不只是「別人欠你錢」或「你欠別人錢」這麼簡單。

還記得藝人小鬼黃鴻升，在二〇一九年為了讓家人可以一起同住，決定買下價值四千多萬的房子，可惜意外在隔年猝逝。買房子的愛心突然變成了遺產，令人難過。假如家屬要續留房子，每個月至少要付十萬元的房貸，說真的，如果沒有同樣的收入模式，這筆房貸可真是不小數字。

因此，我後來就被長期在當財務顧問的朋友，提醒買壽險的意義。剛開始我一直很疑惑為什麼一定要買壽險？就算我突然過世，我的告別式應該也不用那麼花錢啊？我以為壽險只是用來準備告別式的。

其實不是，我如果突然過世，年邁的爸媽就會突然失去經濟來源（孝親費），甚至先不討論我有沒有打算生小孩（我的責任）。朋友還說：如果心有餘力，也許還可以把自己的壽險理賠金，買到足以負擔任何貸款或借款的額度，若不幸意外過世，家庭失去經濟支柱，也不會突然遇到被迫搬家、法拍房子車子、被人討債等等問題，可以安心處理後事。

我是還買不起房子啦（笑），所以目前還不會遇到這些問題，只是想提醒各位夥伴，通常除了意外險與醫療險之外，行有餘力，買壽險也可以是一種「活著時可以做好的家庭責任」。

「家庭責任」該檢查的部分包括：

1. 壽險、意外險、醫療險等理賠，該找哪一位業務員申請？

2. 每一張保單的繳費方式？有沒有當過「保人」？
3. 有沒有欠債需要家人「放棄繼承」？
4. 是否有公司股權、合作資金要結算……等等。

最好是整理一份「保險清單」，包括保單號碼、保險公司、受益人、理賠金額、保險業務員聯絡方式等資訊，確保家人能順利理賠。不要跟「明明可以拿到手的資產」過不去。別說我沒有提醒你唷！

殯葬後事

好險我看過小冬瓜的書《生命最後三通電話，你會打給誰？》，所以我家殯葬後事的規劃，目前已經細緻到完全不必讓人擔心。我就來講講幾個我們家的可愛故事，作為舉例。

陪著爸媽討論後事的時候，當然一開始爸媽是很掙扎的。例如媽媽總是說：「一切從簡，不用告別式，不用太花錢。」但當我反問媽媽：「需要親戚朋友來瞻仰遺容嗎？」

媽媽說：「我覺得要。」

於是我得出結論：「那就是要舉辦告別式了。」（我們一起大笑）。

另外，在討論遺照要選用哪一張的時候，媽媽想了想說：「都好，都可以。」

我隨手就抓了一張問她：「那這張照片好嗎？」

我媽又說：「啊不要，這張太醜了」她大叫。

「是吧，那你快挑一張給我吧，哈哈！」

爸媽嘴上說的「從簡」，常常都是為了子女著想——想讓我們少花點錢。但爸媽自己當然是對殯葬後事有所期待的，如果能製造出像這樣的「聊天氛圍」，爸媽就有機會說說心裡話。

那天，我跟爸媽針對「殯葬後事」討論的部分包括：

1. 遺照、壽衣（包含衣、褲、鞋子）。
2. 葬禮的形式（例如費用排場、火葬或樹葬、花葬）。
3. 要不要有儀式（宗教信仰）、葬禮上的音樂、希望下葬的地點。
4. 要不要開放瞻仰遺容。

5. 要不要收白包。
6. 想要一起火化的物品（例如拐杖、家庭合照）。
7. 希望或不希望聯絡的人。

不過，小冬瓜還有提醒：盡量不要選擇過於緊身或牛仔褲這類的衣物，免得增加穿上去的難度（例如我們家的共識是穿運動服）。手機裡的生活照可能解析度不夠，個人遺照還請盡早準備，才不會害到將來的自己。

從我身旁聽到的經驗來說，如果後事沒有事先詢問，晚輩通常因為「怕別人講閒話」，到最後只能「所有儀式都給它來一次」；如果家人只單純交代「簡單就好」，其他家人可能又會擔心「會不會過於簡單」，還是花個二十萬好了……反正後事一定是「你死了之後才會發生的事」，之後都是問不到了，生前交代詳細一點，對彼此都好。

醫療處置

前面的章節，我們已經用了諸多力氣在談醫療處置。需要檢查的部分包括：

1. 是否已經簽署預立醫療決定書？
2. 負責預立醫療決定的代理人是誰？
3. 要不要選擇安寧療護，減少痛苦？在哪安寧？
4. 同不同意「器官捐贈」？
5. 選擇斷食善終，還是舒適進食？
6. 平常最信任的醫師是誰？病危時找哪一間醫院？
7. 平常的慢性病、長期用藥放哪裡……等等。

（請翻回第五章至第六章複習一下，這裡就不再重複了。）

總結來說，**整理後事並不是在詛咒自己，而是留給家人的最後溫柔。**雖然這本書都是在聊健康、善終的本事，但**透過這些事先的小小動作、簡單整理，來讓家人對你留下最好的印象，又何嘗不是善終的一環呢？**

以上，都是些沒遇過永遠不會知道的細節對吧？在此認真謝謝前人的經驗累積與傳承。過世之後，不麻煩家人收尾的「五大離世準備」，一直是我很重視的內容，這張檢查表就交給你了。總有一天，當家人翻開「你準備好的這份清單」，我想，他們感受到的一定不是遺憾，而是滿滿的愛。

說到遺憾，也許活著的時候，我們還有機會把遺憾「再減輕一些」，例如接下來的故事。

●●●● 安寧病房內，最讓人後悔的四件「小事」

可能沒有比「安寧病房」更適合回顧人生的地方了。

念醫學大學的時候，是我第一次接觸到安寧病房，而且是「病童安寧病房」。那時候我們準備了吉他、糖果、聖誕帽，到醫院特別為病童慶祝聖誕節。還記得在那一天，所有戴著呼吸器的孩子們，全部都開心地笑了（尤其是刻意安排走音的部分）。結束後，我們一行人走進了速食餐廳，開始很認真地討論人生夢想……

這堂課是「死亡學」。

以下，是安寧病房裡最常令人後悔的四件「小事」：

1. 不需要否定過去的自己，每段經歷都是自己所能做的最好決定。過去已成過去。
2. 偶爾吃點好吃的、去想去的國家，最好的時間不要只留給工作或手機螢幕。「之後再說」通常都是「永遠沒做」，想吃的餐廳總是來不及吃就倒了。
3. 無論幾歲都可以踏出新的嘗試，「我已經不年輕了」不能當成理由，七十歲念博士班也很帥。過世之前什麼都不敢做，這才叫太晚。
4. 坦然和重要的人表達內心的情感，或表達肯定與認同。明天不一定都會到來，「沒說出口的話或情感」會成為後人的遺憾。

看完你會發現，在安寧病房的病床上，許多人最後悔的這些「小事」，幾乎是這一生都在滿足別人的期待（例如不敢說、不敢做、或只能這樣做）。許多人可能本來有夢想，但後來「需要先做」的事情越來越多，於是就漸漸把夢想擱在一旁，直到最後才發現：「原來這一生，我從來沒有真正為自己活過。」從安寧病房悟出的感想來看，真正讓人遺憾的，往往不是「沒有賺夠錢」或「沒有獲得某個職位」，反而都是那些輕而易舉就能做到，卻因為「以後還有時間」而不斷拖延的「小事」。

也許就是因為「小事」夠小，所以重要順序才會被我們一直挪到後面；也是因為「小事」夠小，所以臨終回顧時，才會對於怎麼沒能完成而感到更加後悔。

是的，確實我們都有生活要顧、都有帳單要繳、都有人際關係的問題要解決，但就像我常常說的，也許急著對自己說「不」之前，我們能有機會問問自己，有沒有兩邊都能同時成全的「做得到的替代建議」。

「如果你知道生命只剩下一年，你會選擇怎麼過？」參訪完安寧病房之後，我們拿出「死亡學」老師分配的學習單作業，互相詢問同學。

還記得在德國電影《無聊的人生我死也不要》中，名醫父親看到無所事事的兒子整天揮霍，所以逼他好好照顧另一位患有先天心臟病的病童，不然就斷了他的金援。因此，電影就從十五歲的病童大衛，他列了一份人生願望清單開始：談戀愛、錄唱片、讓媽媽開心……藉由男主角的角度，我們得以從頭到尾陪著大衛完成人生願望，也是這些願望改變了無所事事的男主角。（推薦你看這部電影，圖書館借得到。）

「我想要這麼做！」當媽媽第一次阻止他跟女朋友見面的時候，大衛用力地說。

「對耶，我們除了死亡以外，還有什麼時候會出現『我想要這麼做！』的強烈決心呢？」我反問了同組同學。

我覺得這堂課的老師安排得太好了，參訪完安寧病房後，每個同學的腦袋裡果然想的都是：該怎麼安排人生，而不是上完課、唱完歌，事情過了就過了。我忽然覺得，可能**當我臨終回顧這一生時，看起來真的像夢一場，畢竟生不帶來、死不帶去。但會不會反正都要做夢了，與其做了個惡夢，不如我們努力去做點好夢？**

「原來死前最遺憾的事，大都能在活著時完成。」同學A說。

「但我們卻必須等到死亡將近才會醒悟，擔心時間已經來不及。」同學B說。

「那我們不如先把將來會後悔的事情，先做完再說吧！」我們得出結論。

如果未來的某一天，你也有機會選修「死亡學」這堂課。你會有什麼不一樣的收穫呢？對我來說，一堂課能讓我盡早領悟「人生有限」，很可能是我考上醫學大學之後，所得到的最大收穫。因為趁年輕時能早點安排人生，真的很划算呢！

最後，我提供一個好方法協助你整理人生清單：

1. 拿出一張紙與一枝黑筆、一枝紅筆，並準備好用「黑筆」條列以下內容。
2. 寫下幼稚園、國小的自己，都在做些什麼？觀察昆蟲、蒐集郵票、還是撿落葉做拓印？對什麼小事最有興趣？
3. 寫下國中與高中的自己，錯過了什麼？曾因為家庭或學業耽誤或拒絕過什麼？
4. 寫下高中畢業或成年之後的自己，做錯了什麼？有沒有哪些事情還可以彌補？或好好道歉？
5. 將上述所有人生願望，用紅筆區分成「來得及」、「來不及」。將「來得及」的選項圈起來。
6. 再來，試想「來不及」彌補或完成的夢想，有沒有可能用別的方式重新拾回來？並用紅筆註記在一旁。此步驟不需要一次解決所有來不及的夢想，可以從已經有靈感的夢想開始。

7. 以上步驟完成之後，紙上應該充滿了許多用紅筆寫下的「待完成事項」。挑一個「三天之內就可以完成」的願望，請將它安排進行事曆。例如擁抱一下家人、找到小時候的集郵冊。

8. 挑一個「三週之內就可以完成」的願望，請將它安排進行事曆。例如上網PO文尋找好多年前失去聯絡的好朋友、施打子宮頸癌疫苗。

9. 挑一個「三個月之內就可以完成」的願望，請將它安排進行事曆。例如安排一次家庭旅遊、補拍婚紗照。

10. 挑一個「三年之內就可以完成」的願望，請將它安排進行事曆。例如轉換工作跑道、為自己讀碩士學歷、準備長達一年的休息時間。

為什麼安寧病房裡很適合回顧一生？因為只有在安寧病房裡，時間就不再是無限的了。

我很期待能在我的墓誌銘上刻下：「幸好我有早點開始。」

有想做的事情還沒做嗎？今天的你，還有時間喔！

注①：後事收尾檢查表7-1，請依個人需求複印使用。

第八章

被世人記得，
算不算真的死了？
成為有能力改變
全家未來的人

恭喜你，你已完成了這本書的指引。你不只學會了怎麼「健康到最後一刻」，對我來說，你也已經是個「有能力改變全家人未來」的人。

也許你最初只是為了家人或別人來看書的、也許你是為了自己而看，都好。但成為協助家庭健康的關鍵角色之前，不知道你有沒有曾經出現過類似這樣的感覺：**「為什麼又是我？」**、**「為什麼都是由我負責照顧？」**、**「我也很嚮往成為被別人照顧的人啊」**。別看我這麼有「拚勁」，其實我偶爾也會跟你一樣，強烈地感覺到不公平。

「選擇」成為幸運的人

上一本書出版後，我受邀到各地的廣播節目受訪，每次一談到「自發性的環島公益演講」、「車馬費也不跟偏鄉社區拿」，主持人總是會問我：「是什麼原因，能推動你走到現在？藥師薪水很高，你其實可以當個藥師就好。」

「可能因為我很幸運吧。」我回答。什麼意思呢？身為「獨生子女」獨自照顧雙親、原生家庭收入並不優渥、二十五歲就必須兼差存錢面對這一切，對我而言不應該是什麼重大打擊、或是「不幸」的事嗎？怎麼會是幸運呢？

是的，我的確辛苦過，但我的幸運，也正是從那個時候開始。

我爸確實曾經臥床，也不算是很好照顧的病人。同時間媽媽忙到心力交瘁，我當時必須每個月跑回台中三、四次，每次都是帶著擔憂的心情回家，再帶著沉重的心情回台北。隨時準備好接到電話被通知說：「你爸突然發燒了」、「今天又送急診了」、或是更可怕的「你媽也累倒了」。只是在這樣的壓力下，我們撐了過來——我爸竟然康復了。

我很難形容那是什麼樣的感覺。有一天回家，我坐在客廳，聽著我爸轉過頭來跟我說：「你那個演講還要再改一下喔，你這樣講不太容易懂。」、「你臉書上寫的最新文章，是來自於我的經驗齁？很有創意，很好。」天啊！這感覺真是令人懷念。

是啊，照顧家人的那段時間，我也曾多次懷疑人生：為什麼是我？為什麼我沒有說「不」的權力？為什麼想來想去，我的答案還是只有「被迫接受」？

很後來的後來，我才明白了一件事：我們真的「運氣很好」。當全部的照顧任務結束之後許久，有天我才忽然發現，原來**我們家不只是撿回了一條命，我們也撿回了一段能好好珍惜彼此的時光**。我們開始學會用力笑、用力吵架、用力討論時事，然後再用力和好。過去的我們不曾這麼緊密，是因為差點失去彼此，我們才開始學著珍惜。這難道是理所當然嗎？不，這絕對是我們撿回來的幸運。

當爸爸生病之後，我有了照顧家人的經驗，我更有底氣地將艱難的照顧知識，轉譯成「一般照顧家庭也能輕易吸收」的白話文。這又是我的幸運。

照顧家庭的那段日子，我兼差過許多不同領域的工作，學會了經營臉書、上台簡報、剪接、行銷、作圖、製作電子書等等各種一般藥師根本不會用到的技巧，讓我有機會將知識傳播出去，這也是我的幸運。

更別說我為了還願、為了祈求家人平安，自願走進偏鄉社區去公益演講。結果，當第一次社區公益演講結束，看著台下的阿公阿嬤們聽完、衝回家、把家裡堆積如山的地下電台黑藥丸，拿來現場丟進垃圾桶、握著我的手說謝謝。我才終於意識到，這絕對也是專屬於我的幸運。

常常有人說，幸運是不用照顧生病的家人、不用操心爸媽的健康。但我想，還有另一種幸運：就是**「樂於分享照顧家人的經驗，期待未來能有更不一樣的我。」**

這些日子以來，我遇到了願意贊助我晚上住宿費用的粉絲讀者；我遇到了千里迢迢載我到台南、花蓮、到任何社區據點的退休主管與台語老師；我還因為環島做公益的經驗，入選了台日交流協會的參訪活動，親自到當地認識「森林療育」是什麼，隔年還帶著老婆，回到同一個地點，走進森林裡，親自體驗被森林與樹木包圍的感動；我也有機會走進各大醫院、國家衛生研究院，並且出第二本書、幫台灣做好衛生教育訓練……

說真的，如果當時的我，沒有選擇環島公益演講，只停在「一切都不公平」的想法上，這一切就不會發生了。

記得有一次，馬來西亞的藥師朋友，找我們一家人去檳城玩。恰恰好我們選擇的飯店，就坐落在一棟清真寺旁邊。結果去了才知道，清真寺的穆斯林們，一天是要禱告五次的！而且每次禱告做禮拜的時間，他們都會大聲地播放音樂、大聲地唱歌（我早上七點被音樂吵醒後大笑）。而爸媽第一時間的想法是：「現在才早上七點而已耶、想賴床一下都不行！」「天啊，周邊的居民不會覺得很吵嗎？」我反而笑著回答：「一天有五次，由當地專家來祝福我們旅途平安，這不是件好事嗎？」媽媽想了一想：「被你這樣說，好像就能夠接受了！」

對現在的我來說，「選擇」變得幸運的方式有兩種：一種是「明知道家人沒有能力保護好自己，所以我事先學會」。等到哪天家人真的發生不幸的事情，我剛好能解決，我運氣真好；另一種是「把自己不幸的人生故事，化作經驗分享出去，避免更多人變得不幸」，在別人充滿感謝的眼神中，我也能感受到：我運氣真好。想不想變成幸運的人，也許就在我們的一念之間，想要焦慮地接受命運也好（例如早上七點被禱告聲吵醒）、想要體驗老天爺為我們安排好的劇本也罷（例如期待著下午四點又有一次當地人的祝福），其實我們隨時隨地都能「選擇」成為一個幸運的人。

人生不一定都要等到春暖花開，才能欣賞鳥語花香。有時候特別選在冬天觀賞盛開的梅花，也很美。

正在閱讀本書的你、甚至是正在負責家庭照顧的你，是否也曾經歷「多懂一點、多做一點」，而讓整個家庭產生天翻地覆、有所不同的改變呢？我是藥師，我也曾

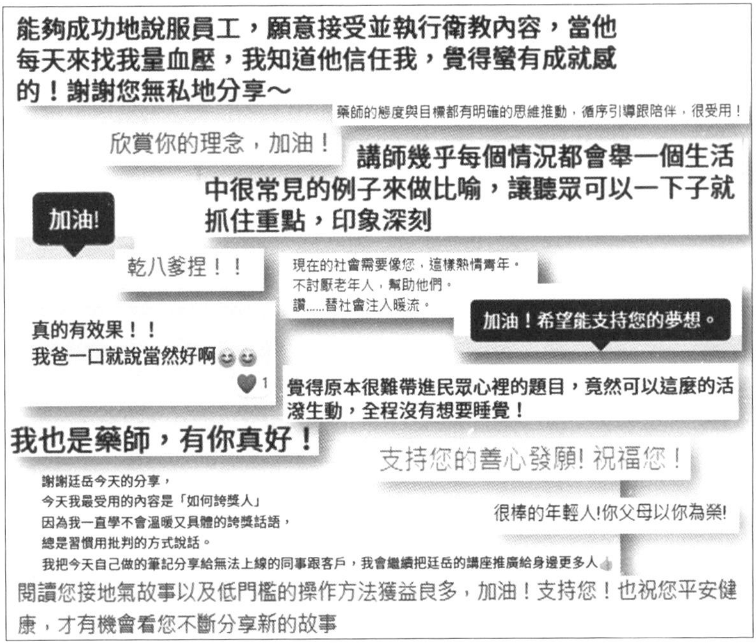
能夠成功地說服員工，願意接受並執行衛教內容，當他每天來找我量血壓，我知道他信任我，覺得蠻有成就感的！謝謝您無私地分享～
藥師的態度與目標都有明確的思維推動，循序引導跟陪伴，很受用！
欣賞你的理念，加油！
講師幾乎每個情況都會舉一個生活中很常見的例子來做比喻，讓聽眾可以一下子就抓住重點，印象深刻
加油!
乾八爹捏！！
現在的社會需要像您，這樣熱情青年。
不討厭老年人，幫助他們。
讚……替社會注入暖流。
加油！希望能支持您的夢想。
真的有效果！！
我爸一口就說當然好啊
1
覺得原本很難帶進民眾心裡的題目，竟然可以這麼的活潑生動，全程沒有想要睡覺！
我也是藥師，有你真好！
支持您的善心發願! 祝福您！
謝謝廷岳今天的分享，
今天我最受用的內容是「如何誇獎人」
因為我一直學不會溫暖又具體的誇獎話語，
總是習慣用批判的方式說話。
很棒的年輕人!你父母以你為榮!
我把今天自己做的筆記分享給無法上線的同事跟客戶，我會繼續把廷岳的講座推廣給身邊更多人
閱讀您接地氣故事以及低門檻的操作方法獲益良多，加油！支持您！也祝您平安健康，才有機會看您不斷分享新的故事

讀者及聽衆的鼓勵與回饋

經當過照顧者。如今我願意相信，幸運可以是一種選擇——選擇相信照顧過的經歷會使人成長、選擇身體力行能影響社會、選擇相信你與我都將成為家人眼中的英雄。

留下活過的痕跡——如果是勇者本人，他一定也會這麼做吧！

曾經的我，很害怕臥床或死亡，常常擔心自己都還沒體驗夠、還沒對社會產生任何價值、還沒找到生存的意義，結果某天就突然消失在這世界上。

直到我站上環島講座的舞台，我才知道，我正在做的事，是真的有留下什麼。也許這些事情對整個社會來說只是一點點微小的改變（例如長輩衝去衛生局打疫苗），也許只是替一個陌生家庭解決一項棘手問題，但那一刻的我確實知道，我已經在社會上證明我的存在。

我常常想起資深前體育主播傅達仁先生，他是一位非常特別的長者，他願意用自己親身經歷的故事，讓許多台灣人第一次意識到「善終」是可以被公開討論的。老實說，我並不是個運動迷，在新聞發生之前，我其實完全沒有聽過傅達仁先生這個人。但距離他善終那天已經過了許多年，現在我每次演講時提到他的名字，台下的聽眾絕對沒有人不認識他。這讓我深深明白一件事：人不一定要偉大到能改變世界，也許有價值的人生，是在我們短暫的生命中，能在某方面「正面」影響某個人。

後來我加入義診團隊「俠醫會」，創辦人也這樣告訴我：「今天的義診，我們沒有什麼一定要做的事、或一定不能做的事。我相信會願意出錢出力，又花時間來現場看看病患的你與我，共同目標就只有一個：對今天遇到的每一個人產生正面的影響。」這句話我永遠記得。從那一刻起，我相信，只要曾經好好活過、曾經認真做好某件事、曾經帶給別人一點點勇氣，就算死了，也不是真的死了。「你將會永遠被人記得」。

於是，我想寫一本書，一本在我死後，還會有人閱讀的書。我想讓這本書在我離世以後，還有人能從書裡的某個角落，忽然找到繼續活下去的勇氣或方法。就算有一天我不在了，只要有人還在書店偶然翻到這本書，在某一頁流下眼淚、突然鼓起勇氣，那就夠了，那就代表我還活著。

但這不表示我們都要成為網紅。我其實一點都不想要成為網路紅人。如果可以的話，我反而更喜歡「不被看見」。從小到大，我就是一個喜歡待在角落看書、寫字、或安靜觀察世界的人。而如今的我竟能鼓起勇氣上台演講，也只是因為我深切知道，如果這些不分享、傳播出去，就會有更多家庭錯失改變的機會。我想要幫助別人，也不願自己白白經歷過這一切。

能走到現在，其實自己也很意外。我常常告訴家人，我只會做到自己「做不動為止」。果真這一啟動，就是好幾年。這些年來，曾有聽眾和讀者留言給我，說他們因為我某一篇文章，終於鼓起勇氣說服爸媽去做健康檢查；也有人因為某一集podcast（線上廣播節目），找到了繼續維持健康的初衷。我想我也成功種下了一批種子，也好像是把一顆石頭丟進池子裡，好久好久之後，我們還能在池面看見一點漣漪——你看，那就是我曾經活過的證明啊！

我很喜歡一部日本動漫《葬送的芙莉蓮》，內容講述一位壽命很長很長的精靈——芙莉蓮，在陪著人類勇者打贏魔王之後，才發現人類的壽命很短，還來不及好好認識彼此，人類勇者就壽終正寢了。藉由精靈的角度，帶領讀者重新認識生命的故事。其中有段令我印象深刻的對話：「這不像你啊，以前的你，怎麼會收養戰爭遺留下來的孤兒呢？」

「是啊，我也感到很驚訝。但我想，『如果是勇者本人，他一定也會這麼做吧。』」

顧客備註

很幸運因為ＦＢ廣告推播到減藥藥師粉專，真是收穫良多。
多年前爸爸突然中風，後來在重度中風的日子下離世，深深感受一個人病倒，對於家庭的影響，因而開始注意相關議題，留意家人的健康。
在爸爸中風那段期間，在醫院看到太多被照顧者、照顧者，那些曾經意氣風發的人們，漸漸地被病魔拖倒，每個人被看不見盡頭的壓力籠罩。
我無法讓中風逆轉，但我希望可以讓剩下來的家人可以活得更健康，不要走一樣的路。希望有更多人可以知道這件事。
謝謝你們努力這一切！

粉專讀者回饋

有些人來到世界，是為了完成自己的夢想；有些人是為了幫助別人實現夢想。而我呢？我不太確定。

但如果明知道活著的時間有限，我會選擇將知識傳承、將理念繼續影響更多的人。就算到時候的我，早已消失在世界上。但處處卻留著我存在過的痕跡：「如果是胡藥師本人的話，他一定也會這麼做吧。」。一想到這兒，最初「為什麼又是我」這個問題，好像也顯得不太重要了。

當我們與老共存——「活得好看」的樣子

我一直相信，打造出一個適合老化的世界，也是為了老化以後的自己。

在這本書裡，我們已經談完了很多事：從「怎麼讓家人願意改變」、「怎麼成功避免失能疾病」、到「如何用三個步驟打開死亡話題」、再談「該怎麼確保善終」、「善終前該準備好哪五件事」。這些章節的設計，都是來自我自身對於生命的願望。而這本書的核心，其實早就寫在書名裡了：健康到最後。

最後，我想聊聊我封存已久的那篇故事。我人生最深刻的一次「死亡」——是十九歲那年。

還記得我才剛忙完一個大學營隊，正坐在公車上最後面、最左邊的位置，準備前往銀行申辦就學貸款。突然間，我竟連續接到朋友們一通一通打來的電話。

我的人生知己過世了。

「胡廷岳你知道嗎!!」「×××他的新聞，這是真的嗎??」

他總是鼓勵點子豐富的我，去做任何一切我想做的事。他是我微電影裡的男主角、搞笑劇裡的男主擔當、吃飯時候的飯友、創作各種劇本的好搭檔。上個禮拜，他才告訴我，他要帶著玫瑰花、搭飛機去國外找他遠距離戀愛的女朋友。

「哇，我真為你感到高興。」然後，他們情侶兩人相約一起去跳水，卻只有一個人上岸。他被發現時已經沒了呼吸。

接起電話後，我首先冷靜地安撫每一個人：「放心，這只是一篇外國的新聞，甚至名字都還是羅馬拼音，大家不用緊張，我們等過幾天的消息再說，不要自己嚇自己，好嗎？」語畢，我最先紅了眼眶。那天最令我印象深刻的是，我只能用力捏痛自己的大腿，因為我還不能放肆地在公車上哭出來。

從那天起，我LINE他的訊息，果然就都沒有回應。

對於摯友死亡這件事情，令我意外地，那天之後的我，其實並沒有什麼太大的情緒波動。可能是那時候還太年輕，也可能是沒有熟悉朋友過世的經驗。直到幾天後陪著一群同學們走進殯儀館，看到了他的名字、靈堂、花籃、儀式，看見眼前一切全都是為他準備的，才不得不相信他真的死了，我才放聲大哭。第一次體會到什麼是「不見棺材不掉淚」。

那次經歷，徹底改變了我。我逐漸開始思考：「一個溺水的人，好像只有兩分鐘的時間可以後悔。那最後的一百二十秒，他都在想些什麼？」、「如果是我會想些什麼？」

後來，趁著國內疫情惡化之前，我到靈骨塔探望他，畢竟上一次上香時，我並沒有勇氣好好盯著他看。「原來你放的是證件照啊。」那天我挖苦了他，我們兩個也相視地笑了笑。

我也這樣問他：「這些年，我一直在思考你過世之前的那幾秒，都在想些什麼。學校的課本總是說，溺水的人可能只剩幾分鐘可以活。那最後的一百二十秒，你如果真的有出現人生跑馬燈，你都在想些什麼呢？」

「我跟你說喔，我已經在醫院裡面工作了，醫院裡的臥床病人好多呀。臥床的人，如果也跟你一樣有跑馬燈，這樣他們就有將近八年的時間可以思考，跑馬燈都可以演成連續劇了。」

「但這八年裡，每一分每一秒，如果他們的人生跑馬燈全都是後悔、遺憾……」

「這樣的人生好令人心碎啊。」我深吸一口氣：「所以我決定去偏鄉公益演講囉！」

他沒說話。不過照片裡的他，還是一如往常，帶著鼓勵我去嘗試一切的笑容。

以前的我十分「排斥」分享摯友因為意外過世的故事，因為對我來說，這算是在「消費」他的人生經歷。講太多英年早逝的事情，好像也只留下更多遺憾而已。但現在的我，轉念一想，反而想趁著寫書的時候，留下他曾經在這世界上存在的痕跡。

是你一直鼓勵我，去做任何我想做的事情；

今天我也想藉由你的故事，來鼓勵很多很多人。

每個人總有一天都會死亡，死亡也確實不可預期。但我一直認為，**在人的一生當中，只有慢性病造成的臥床，絕不是命中註定。每一次的體檢紅字報告，都是身體在告訴你：我們還有時間改變、盡快改變。因為慢性病造成的臥床，並不是溺水，並不是來不及反應，也不會只有跑馬燈一百二十秒而已。**

如果必須幫「為何該健康到最後一刻」找個理由，我想一定是為了「直到最後一刻，我還能保有決定自己命運的自由；直到最後一刻，我都還是那個能做選擇的人。」

不管是要不要用鼻胃管吃飯、要不要化療、要不要參加孫子的畢業典禮、要不要讓討厭的人來參加我的喪禮……都好，你都應該自己決定，而且，你甚至都該有機會讓自己事先決定。

「活著」這件事，想必是我們一生做過持續最久的事。如果能有一本「人生說明書」教我們怎麼活得好看就太好了，可惜沒有。這也許就是我們花時間學習怎麼健康到最後的意義。

現在的我，總會對於身邊放棄照顧自己的慢性病病人，由衷感到可惜。所以我把這些生命故事講出來，希望你能藉此明白，如果你也在乎活著的品質與活力，從今天開始改變一家人，我們都還來得及。

我曾遇過一位「不敢救人的救生員」朋友，我問他：「如果不是使命感，那會是什麼原因或動力，才能讓你這麼辛苦地完成救生員訓練？救生員訓練聽說跟軍營一樣，過程很辛苦欸？」

朋友想了一下回答：「其實我只是想要救自己，甚至只在危急時刻救下自己的家人。要我救陌生人，我可能還沒辦法鼓起勇氣。老實說，我覺得我很自私。」

我回答：「**才不會呢。能把自己與家人照顧得很好，就算是幫了整個社會大忙了。不然你或家人溺水的時候，也是要麻煩別人來救啊。**」

如果每個人都可以把自己與家人照顧好，而且還是認真「訓練過」的那種。只要這樣的人越來越多，「需要別人的家人來幫忙」的情況就會漸漸消失，整個社會即將面臨的風險也會越來越少。是吧？如果能有一個像這樣「與老共存」的世界，我想我覺得會很不錯。

恭喜你已經走到這本書的尾聲。就像我許下的諾言：**這本書將會帶著你，成為家中第一個願意說出口、願意行動的人。甚至，你的行動還能讓身邊的親朋好友開始思考：欸，原來健康也可以這樣開始。**

家人還沒準備好變老嗎？我想邀請你，成為下一個推動家庭健康的實踐者。你將直接實踐在自己身上、實踐在家人身上。要或不要都是你的選擇。不過啊，我大概也能理解「你很忙、還有很多事情要顧」，所以提前做好預防醫療、無憾善終的準備，很可能不是你目前最重要的事……又或者你的答案為「是」。

如果你已經意識到這件事「很重要」，幸運的是，關於「臨終之前，不要臥床」到「臥床之後，好好離世」的能力，你正好也已經擁有了。差別只在你覺得可以從什麼時候開始呢？

我們將不會是最後一次說出這句話：「祝你，健康到最後一刻！」

減藥最好，我是廷岳。

附錄

更多資源

關於廷岳的更多事

減藥藥師胡廷岳，是少數同時跨域人類行為科學、藥學、預防醫學，並深入第一線，協助一般民眾預防因慢性病臥床的顧問與專家。他協助處理過的個案五花八門，從國外子女委託改變老家父母的不健康行為、協助開發醫護人員衛教訓練教案、到合作設計出「請外籍看護幫忙回報用藥副作用」的多語言藥袋……等。

這些委託的背後都有個共通點：協助被照顧者，治本解決因生活習慣與健康互相衝突所產生出的慢性問題，避免不可逆轉的事件惡化，並賦予其終身照顧自己的能力。且每次合作背後，也都在想著長期解決某樣社會問題。

廷岳向來熱愛衛生教育，藥學系一年級就完成別人需累積四年的畢業志工時數。在衛生教育界從業超過十年，包含中央、地方政府、企業法人擔任講師和諮詢顧問，亦在台灣青年永續發展協會擔任理事。

平常如果不是在寫字、看書，就是在執行某場精彩的衛教演講（或是陪家人）。

若你正在期待台灣臥床照顧的未來能夠改變，但覺得無從下手，歡迎聯絡、支持、邀請更多跨域合作。

可以從下列聯絡方式與打個招呼開始：

◆個人網站：https://nonohu.com/

◆Podcast：搜尋《減藥的說》

◆Facebook：搜尋「減藥藥師 胡廷岳」

◆Email：nonohu@nonohu.com

祝

預防臥床、減少吃藥！

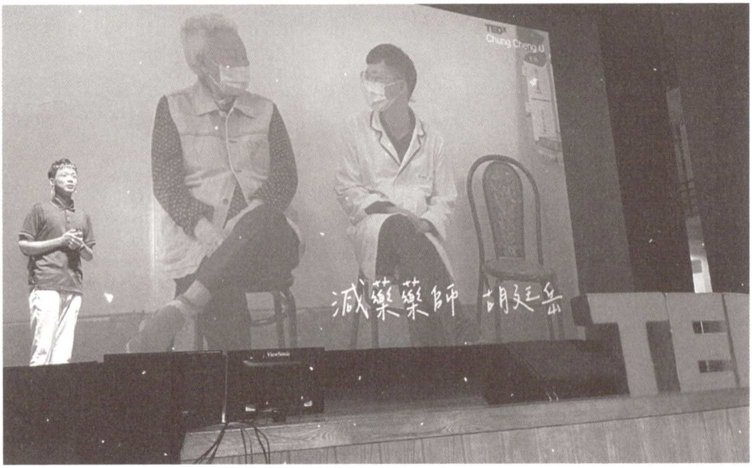

胡廷岳TEDx演講

更多資源

以下是你可能需要的更多資源：本書讀者待辦事項（見下頁表）、照顧者常見支持資源、推薦本書時你可能會用到的「推薦台詞」，以及推薦書單等。

✔ 本書讀者待辦事項清單

	任務	對應章節
□ 1.	擁抱家人，每人一下。	請參考第八章
□ 2.	計算「可利用餘命」，並確實盤點剩餘時間。	請參考第三章
□ 3.	協助自己整理「人生清單」，並在行事曆上規劃。	請參考第七章
□ 4.	下載「心血管堵塞檢查表」，並仔細閱讀。	請參考第三章
□ 5.	報名一場線上公益演講。	請參考第三章
□ 6.	陪家人收看一場線上公益演講。	請參考第三章
□ 7.	陪家人做一次健康檢查，寫下兩個不懂的問題，並主動向專家詢問「做得到的」解決方案。	請參考第二章
□ 8.	嘗試引導家人改變。	請參考第二、第六章
□ 9.	下載「善終決策地圖」。	請參考第五章
□ 10.	和家人聊聊急救意願、預立醫囑簽署、器官捐贈。	請參考第五、第六章
□ 11.	和家人聊聊後事，並談論細節。	請參考第七章
□ 12.	至減藥藥師官網訂閱減藥電子報。	請參考第四章
□ 13.	向購書管道評價這本書，或上臉書寫下自己的閱讀心得，發揮影響力。	請參考第八章
□ 14.	設定手機提醒，半年後再次檢視這本書。	請參考第一、第二章

推薦台詞：分享這本書讓更多人受益

為了擴大你我的社會影響力，也許你馬上可以做到的是：「分享書中最有感的一句話到社群」、「把書借給一位你很在乎的人」、「寫下簡單的心得文章寄給我，我來幫忙匿名轉貼」。

但如果你正愁於「想推薦，卻又不知道怎麼用一句話將減藥推薦給別人」，以下是你可以參考的台詞腳本，你也可以複製貼上家庭群組，或記下來念給對方聽：

1. 分享給社區總幹事、里長

「我最近看到一本書，在教民眾「避免長期臥床」，內容超實用！裡面還有免費的線上公益演講、實用工具可以下載，我覺得可以推薦給社區長輩們參考看看。」

2. 分享給企業／院內教育訓練窗口

「這本書的作者是藥師與照顧者出身，很知道怎麼做預防醫療教育，平常也在各大企業內部宣傳他的實際照顧經驗。他的主題都很生活化，例如減少慢性病用藥，或說服家人改變的技巧。演講氣氛看起來很吸引人，很適合我們單位辦一場演講或推薦給同仁們聽看看。」

3. 分享給家庭親戚群組

「最近健康檢查有紅字，剛好看到這本書的藥師講得很清楚，他還教別人怎麼減少吃藥。如果不想看字太多的書，這位藥師剛好也有線上公益演講，我們一起報名聽看看好不好？」

4. 分享給「正面臨照顧壓力」的朋友

「想到你最近都在照顧長輩，這本書的作者是藥師剛好也是照顧者，書中有講到很多照顧者心理的壓力，以及作者是怎麼看待家庭照顧的，也提供了一些方便的工具與管道可以使用。我自己看完覺得有被陪伴的感覺，推薦給你看看。」

5. 分享給醫療人員夥伴們、學生們、或其他助人工作者

「這本書這輩子一定要看一次！裡面都是臨床與社區教育中真實會遇到的對話

場景，很符合現在推動的預立醫療、慢性病教育，是我目前看過寫得最實際又溫柔的書，超推！」

照顧者常見支持資源

1. 衛生福利部：喘息服務
- 協助照顧者有機會好好休息。
- 服務方式包含：到家協助如廁、沐浴、穿換衣服、口腔清潔；個案轉至住宿式長照機構接受短暫照顧；個案白天至巷弄長照站，接受照顧、停留等等。
- 申請方法：可電話直撥 1966 長照服務專線，或親自洽詢各縣市政府長期照顧管理中心，或於住院期間洽詢醫院出院準備服務小組。
- 或請上網搜尋「喘息服務—衛福部長照專區（1966 專線）」。

2. 愛長照：星雲計畫
- 協助照顧、盡力減少照顧者之壓力。

- 服務方式：1.醫療管理，如：回診時間掌握、藥物服用管理；2.心理管理：照顧情緒察覺、照顧情緒紓解、照顧憂鬱症、照顧支持專線、病友家屬支持團體；3.生活管理，如：認識長照2.0、臨時看護聘僱、外籍看護聘僱流程、生活照顧技巧；4.家庭管理：家庭照顧分工、照顧費用分攤問題等等。
- 申請服務流程：請填寫「愛長照：星雲計畫」官網→網頁上方「申請流程」→下方「填寫申請服務的問卷」之問卷連結。

3.中華民國家庭照顧者關懷總會

- 長照家庭關懷專線。提供家庭照顧者社會福利相關諮詢服務，除了線上提供諮詢服務外，也協助社會資源連結與轉介。
- 申請方法：致電0800-507-272，或上網搜尋「中華民國家庭照顧者關懷總會」→網頁上方「服務專區」→「關懷專線」。

4. 台灣安寧照顧基金會

- 安寧資源地圖，包含：全國安寧資源一覽、預立醫療照護諮商機構名單。以及其他生命教育、病人自主文宣。
- 申請方法：上網搜尋「台灣安寧照顧基金會」↓網頁上方「安寧資源地圖」

5. 健保署「健保快易通」App

- 可查詢家人看診紀錄、慢性病用藥明細，是照顧者必備工具之一。
- 申請方法：下載「健保快易通」App，用健保卡與手機門號就可以登入。

6. 臉書各大病友社團、照顧者社團

- 各方問題都可能在裡面找到答案，適合互相取暖。
- 申請方法：臉書搜尋「照顧者」。但要小心詐騙與內容正確性。

參考資料&推薦書單

1.《未來年表：人口減少的衝擊，高齡化的寧靜危機》（究竟出版社）
2.《吃藥之後，然後呢？：從文明病纏身，到減少吃藥的第三人生》（印刻出版社）
3.《生命最後三通電話，你會打給誰？：及時道謝、道歉、道愛、道別，不負此生》（三采出版社）
4.《如何好好告別生命：《斷食善終》3》（麥田出版）
5.《原子習慣》（方智出版社）

Eurasian Publishing Group
圓神出版事業機構
用心與你對話・視野無限寬廣
圓神出版社
Eurasian Press

www.booklife.com.tw reader@mail.eurasian.com.tw

天際系列 33

健康到最後：預防臥床，無憾善終的本事

作　　者／胡廷岳
發 行 人／簡志忠
出 版 者／圓神出版社有限公司
地　　址／臺北市南京東路四段50號6樓之1
電　　話／（02）2579-6600・2579-8800・2570-3939
傳　　真／（02）2579-0338・2577-3220・2570-3636
副 社 長／陳秋月
主　　編／賴真真
責任編輯／尉遲佩文
專案企畫／尉遲佩文
校　　對／賴真真・尉遲佩文
美術編輯／蔡惠如
行銷企畫／陳禹伶・黃惟儂
印務統籌／劉鳳剛・高榮祥
監　　印／高榮祥
排　　版／杜易蓉
作者照攝影／小卿（張哲卿・IG chingfitnessdance）
經 銷 商／叩應股份有限公司
郵撥帳號／18707239
法律顧問／圓神出版事業機構法律顧問　蕭雄淋律師
印　　刷／祥峰印刷廠
2025年7月　初版

定價 330 元　ISBN 978-986-133-979-5

我們正在談的健康，不像是短跑，反而是一場五十年以上的馬拉松——
不是比誰最努力，而是在比「誰可以撐到最後」。

——《健康到最後》

國家圖書館出版品預行編目資料

健康到最後：預防臥床，無憾善終的本事 / 胡廷岳 著. -- 初版.
-- 臺北市：圓神出版社有限公司，2025.07
272面；14.8×20.8公分 --（天際系列；33）

ISBN 978-986-133-979-5（平裝）

1.CST：保健常識　2.CST：健康法　3.CST：長期照護

411.1　114006229

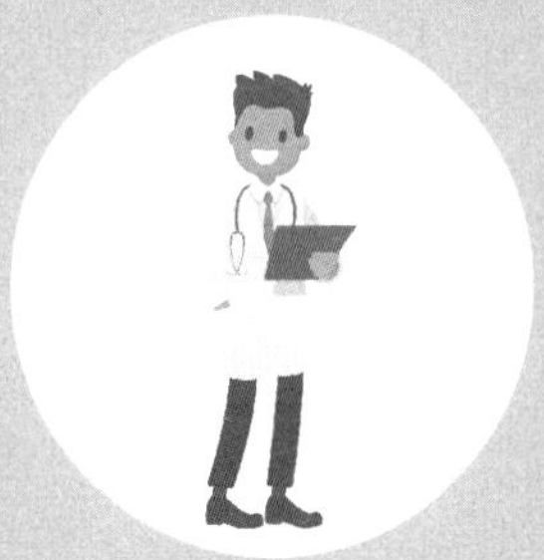

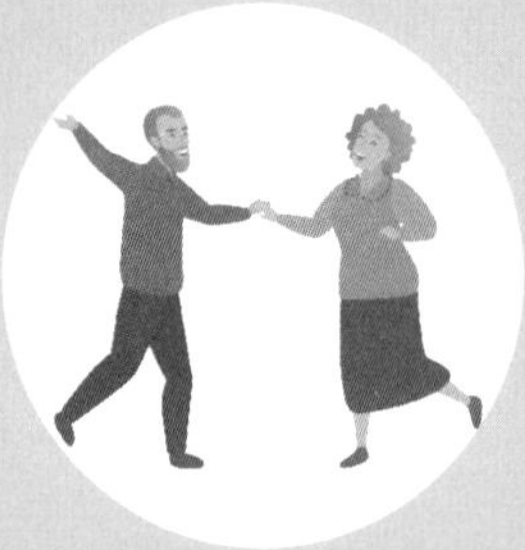

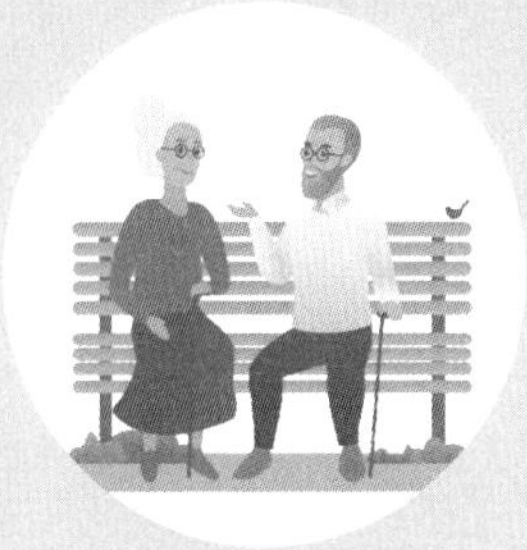

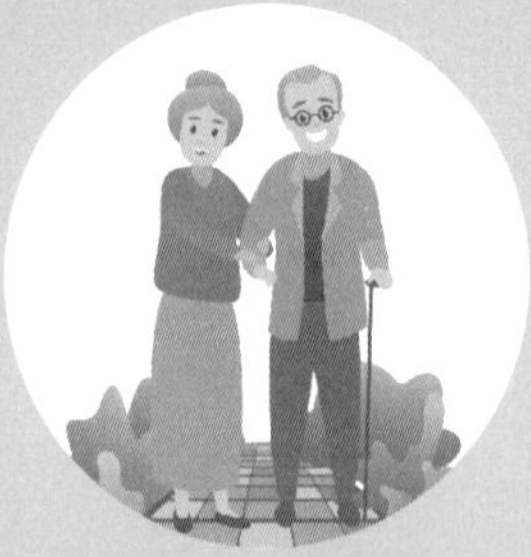